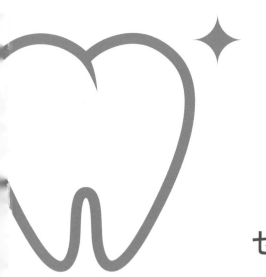

ゼロからわかる

歯科臨床論文を
読み解く方法

Evidence-based dentistry
の実践のために

監修　康永秀生（東京大学 教授）

著者　石丸美穂（筑波大学 助教）/ 大野幸子（東京大学 特任講師）

株式会社 新興医学出版社

How to Read Dental Clinical Papers
for Beginners to Implement Evidence-based Dentistry

Miho Ishimaru, Sachiko Ono, Hideo Yasunaga

© First edition, 2022 published by

SHINKOH IGAKU SHUPPAN CO. LTD., TOKYO.

Printed & bound in Japan

著者紹介

石丸美穂　Miho ISHIMARU

略歴：

2012 年　北海道大学歯学部歯学科卒

2012-2014 年　旭川医科大学病院歯科口腔外科学講座勤務

2015-2018 年　歯科クリニック勤務

2014 年　東京大学大学院医学系研究科公共健康医学専攻（専門職学位課程）

2016 年　東京大学大学院医学系研究科臨床疫学・経済学（博士課程）

2017 年　東京大学大学院医学系研究科特任研究員

2020 年　筑波大学医学医療系ヘルスサービスリサーチ分野助教

専門：歯科臨床疫学，歯科ヘルスサービスリサーチ

大野幸子　Sachiko ONO

略歴：

2005 年　北海道大学歯学部歯学科卒

2005-2009 年　陸上自衛隊歯科医官

2009-2014 年　歯科クリニック勤務

2014 年　東京大学大学院医学系研究科公共健康医学専攻（専門職学位課程）

2015 年　東京大学大学院医学系研究科臨床疫学・経済学（博士課程）

2016 年　東京大学医学部附属病院特任研究員

2017 年　東京大学大学院医学系研究科特任助教

2020 年　東京大学大学院医学系研究科特任講師

専門：歯科臨床疫学，臨床疫学

康永秀生　Hideo YASUNAGA

略歴：

1994 年　東京大学医学部医学科卒

1994-2000 年　東京大学医学部附属病院，竹田総合病院，旭中央病院　外科系医師

2000 年　東京大学大学院医学系研究科公衆衛生学（博士課程）

2003 年　東京大学医学部附属病院助教

2008 年　東京大学大学院医学系研究科特任准教授

2013 年　東京大学大学院医学系研究科教授（臨床疫学・経済学）

専門：臨床疫学，医療経済学

はじめに

　本書は，歯科医師や歯科衛生士などの歯科医療従事者，歯科系の学生を対象に，歯科臨床論文の効率的な検索の方法と，論文の読み方を解説しています．

　そもそも，なぜ歯科医療従事者が論文を読まなければならないのでしょうか？　教科書や診療マニュアルを読めば，歯科臨床に関する知識は得られます．若手の歯科医療従事者は，上司や先輩に教わりながら，実践的な臨床のスキルを磨くことができます．論文など読まなくても，歯科臨床のルーチン・ワークはほぼ無難にこなせるでしょう．ではいったいなぜ，苦労して論文を読む必要があるのでしょうか？

　その答えは，「エビデンスに基づく歯科診療 (evidence-based dentistry, EBD)」を実践するためです．エビデンス (evidence) とは，ある治療法が疾患の治癒・軽快，QOL の改善等に効果があると科学的に正しい方法で示された根拠を意味します．歯科における最新のエビデンスを得るために論文を検索し，その内容を日常の歯科診療において個々の患者に役立てることが重要です．歯科医療従事者は，質の高いエビデンスに基づく臨床的意思決定を行い，効果的で効率的な治療につなげることが期待されます．

　しかしそうは言っても，現実はどうでしょうか？　日本の歯学系大学では，EBD の実践方法について十分な教育が提供されているでしょうか？　日本の歯科医療従事者は，どの程度 EBD を実践できているでしょうか？

　実際には，歯科の卒前卒後教育において，歯科臨床論文の読み方や EBD の実践について学ぶ機会は少ないように思われます．大学病院で勤務していたり，大学院生として研究に従事している方々は，EBD に触れる機会が比較的多いことでしょう．しかし，歯科診療所に勤務すると，EBD という言葉すら日常的にあまり聞かれないように思われます．

　EBD が普及しない原因の 1 つとして，若手の歯科医療従事者が歯科臨床論文を読むことに困難を感じていることが挙げられるでしょう．歯科に限らず，論文は日本語で書かれることもありますが，質の高い論文は英語で書かれています．英文の歯科臨床論文を読むには，英語力，歯科の専門知識，疫学・統計学の知識，という 3 種類の異なる素養が必要になります．しかしながら，論文の英語は平易であり，高卒程度の文法知識があれば読めます．歯科の専門知識は教科書を読

んだり臨床経験を積んだりすれば身に付きます．つまりこれら2つを
ハードルと考える必要はありません．本当のハードルは疫学・統計学
の知識であり，これが歯学教育において決定的に不足している要素と
言えるでしょう．

　疫学・統計学の知識が欠けていると，歯科臨床論文を読みこなすこ
とは困難です．とはいえ，多忙な歯科臨床従事者が，難解な疫学・統
計学の成書を紐解いてそれらの知識を身に付けようとすることは，あ
まり効率的ではないでしょう．そこで，すべての歯科医療従事者や歯
科系の学生に，本書をお薦めします．

　本書は，「エビデンスの探し方」と「論文を読んで理解すること」に着
眼して執筆しました．本書の構成は以下のとおりです．第1章（Evidece-
based dentistry）では，エビデンスの定義や評価方法，実臨床におけ
るエビデンスの活用方法について詳説しています．第2章（エビデン
スの探し方）では，診療ガイドラインなどの二次情報の利用方法，
PubMed などを用いた一次情報（原著論文など）の探し方を解説して
います．第3章（研究デザイン）では，歯科臨床論文を読むうえで必
要不可欠となるバイアスや研究デザインの知識についてわかりやすく
解説しています．第4章（論文の読み方）では，実際の歯科臨床論文
を題材として，論文の構成（IMRAD）に沿った論文の精読方法や論文
の批判的吟味について解説しています．第5章（統計解析の基礎）では，
論文の内容を理解するうえで必要最低限の統計学の基礎知識について
まとめました．

　なお，本書の著者ら（石丸・大野）は歯科医師であり，歯科臨床の
経験を積んだ後に，東京大学大学院医学系研究科公共健康医学専攻
（School of Public Health）で公衆衛生学修士号（Master of Public
Health），同社会医学専攻で臨床疫学の医学博士号を取得し，現在は
大学教員として歯科臨床研究に従事しています．

　多くの歯科医療従事者が，診療技術を磨くことと同様に，論文を読
んで最新のエビデンスに関する知識を得ることを重視し，それらを活
かして，患者にとってより効果的かつ効率的な歯科診療を実践できる
ようになることを願っています．

　2022年3月

石丸美穂　大野幸子　康永秀生

目　次

第1章　Evidence-based dentistry

1　エビデンスの定義と評価 ……………………… 12
(1) Evidence-based dentistry とは
(2) エビデンス・ピラミッド
(3) GRADE システム

2　実臨床におけるエビデンスの活用 ………… 19
(1) EBM/EBD に対する誤解
(2) エビデンスの患者への適用
(3) EBD の本当の意味

3　エビデンス・プラクティス・ギャップ ……… 22
(1) エビデンス・プラクティス・ギャップとは
(2) 歯科におけるエビデンス・プラクティス・ギャップ

第2章　エビデンスの探し方

1　二次情報の利用 …………………………………… 28
(1) まずは二次情報から
(2) 6S ピラミッド
(3) PE(I)CO
(4) 診療ガイドライン
(5) UpToDate
(6) コクランレビュー

88002-919 JCOPY

2 論文の探し方 ……………………………… 46
 (1) 和文論文検索
 (2) PubMed
 (3) Google Scholar
 (4) ジャーナルの紹介

第3章 研究デザイン

1 バイアス ……………………………………… 68
 (1) バイアスとは
 (2) 選択バイアス
 (3) 情報バイアス
 (4) 交絡バイアス

2 種々の研究デザイン ………………………… 74
 (1) ランダム化比較試験
 (2) コホート研究
 (3) 症例対照研究
 (4) 横断研究
 (5) 記述的観察研究
 (6) システマティックレビューとメタアナリシス

第4章 論文の読み方

1 実際の論文を詳細に読む ······················ 108
- （1）論文の構成（IMRAD）
- （2）Introduction
- （3）Methods
- （4）Results
- （5）Discussion
- （6）Conclusion

2 論文の批判的吟味 ····························· 123
- （1）論文のチェックリスト
- （2）CONSORT
- （3）STROBE
- （4）利益相反

第5章 統計解析の基礎

1 母集団と標本 ······························ 128
- （1）平均値，中央値
- （2）標準偏差と分散
- （3）母集団と標本
- （4）標準誤差と95％信頼区間

2 検定 ····································· 138
- （1）検定とは
- （2）種々の検定

88002-919 JCOPY

3 回帰分析 ·· 144

   （1）重回帰

   （2）ロジスティック回帰

   （3）生存時間分析

4 サンプルサイズ推計 ······················ 152

   （1）効果量

   （2）有意水準と検出力の決定

Column

RCT は何の略？ ································· 24

オープンアクセス ······························ 53

原著論文以外の記事 ··························· 65

Causation と Association ················· 103

英文論文は睡眠薬？ ··························· 122

査読（peer-review）とは？ ··············· 126

おもしろ論文の紹介①：5 歳児の 1 日唾液量 ······ 136

名前がたくさんあるけど同じ？？ ················· 150

おもしろ論文の紹介②：管状唾液腺 ··············· 153

索引 ··· 155

第 1 章
Evidence-based dentistry

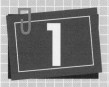

エビデンスの定義と評価

1 Evidence-based dentistryとは

　エビデンス (evidence) とは，ある治療法が疾患の治癒・軽快，生活の質 (quality of life, QOL) の改善等に効果があることについて，科学的に正しい方法で示された根拠を意味します．妥当性・再現性のある厳密な手順を踏んだ実験や調査などの研究を通じて，効果に関する判定がなされた事実，と言い換えることもできます．

　世界中の医学・歯学研究者が研究を行い，その成果は論文にまとめられ，論文誌に掲載されます．論文誌はエビデンスの宝庫です．出版される医学・歯学論文の数は膨大であるため，専門家たちによって多くのエビデンスがまとめられ，診療ガイドラインが作成されます．

　Evidence-based medicine (EBM) は「根拠に基づく医療」と訳されます．医療従事者が最新かつ最良のエビデンスを踏まえ，患者を取り巻く個別の状況や患者個人の価値観も考慮した上で，治療やケアの選択に関する意思決定を行い，それらを実践する医療です．EBM は1990 年代頃より急速に普及し始め，現在では医学界の常識と言っても過言ではありません．この言葉は，歯科医師国家試験にも 2004 年から頻出するようになったため，若手の歯科医師は聞いたことがあるでしょう．

　その考え方を歯科治療に適応したものが **Evidence-based dentistry (EBD)** です．EBM に遅れること数年，1995 年に *British Dental Journal* の記事においてはじめて提唱されました[1]．*British Dental Journal* はイギリスの歯科医師会が 1872 年から発行している歴史あるジャーナルです．その記事には「質の高いエビデンスに基づいた臨床的意思決定は，効果的で効率的な治療につながる．歯科医師はこの情

88002-919 JCOPY

報を評価する役割を担っている」と記載されています.

それから 25 年,EBD は歯科の日常診療に普及しているといえるでしょうか.必ずしもそうとは言えません.歯科医療従事者が EBD を実践するためには,まずエビデンスの定義を知り,その評価方法についても知る必要があります.

② エビデンス・ピラミッド

エビデンスには高いレベルから低いレベルまで,さまざまなレベルがあります.レベルが低くてもエビデンスはエビデンスです.そのため「エビデンスがない治療」と言い切ることは,実は難しいのです.

「エビデンスがある」「エビデンスがない」と二元的に決めることはできません.「エビデンスのレベル」が「かなり高い」「高い」「低い」「かなり低い」といった多段階の区分が適切でしょう.

エビデンスレベルの高低を,ピラミッド型に表した図を**エビデンス・ピラミッド**と言います (図 1-1).エビデンス・ピラミッドでは,研究デザインによってエビデンスの高低を評価します.

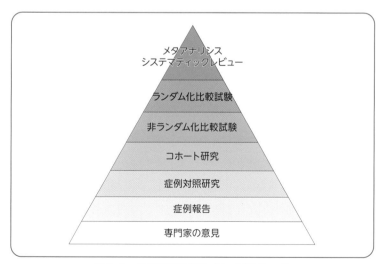

図 1-1　古典的エビデンス・ピラミッド

エビデンスレベルが上から順番に，メタアナリシスとシステマティックレビュー，ランダム化比較試験（randomized controlled trial, RCT），非ランダム化比較試験，コホート研究，症例対照研究，症例報告（ケースレポート），専門家の意見，と続きます．個々の研究の詳細については第3章2で解説します．

メタアナリシスとシステマティックレビューが最もエビデンスレベルの高い研究に相当します．メタアナリシスは複数の研究を統合した分析，システマティックレビューはメタアナリシスの結果に基づき複数の論文を総合的に評価した分析であるため，最も信頼できるエビデンスであるとされます（第3章2(6)参照）．

「専門家の意見」は最も低いエビデンスレベルに位置づけられます．このことは，歯科医師国家試験でもたびたび出題されます．経験が豊富な臨床家ほど，特定の治療法に対する効果を「実感」した頻度が多く，それに依拠してその治療が「有効である」と意見を述べることがあります．高名な先生が自らの経験に基づいて推奨する治療であっても，科学的に厳密に検証されていなければ，エビデンスレベルはかなり低い治療と評価されることになります．それは臨床家の経験則を軽視しているわけではありません．経験則は重要です．しかしそれよりも重要なことは，その経験則を立証する疫学・統計学的な「裏付け」です．

実は，エビデンス・ピラミッドは極めて古典的な考え方であり，昨今ではさほど重要視されなくなってきました．その理由として，同じ研究デザインでも良質なものからそうでないものまであり，研究デザインだけでは研究の質を評価することができないことが挙げられます．

例えば，RCTだからといって必ずしも研究の質が担保されているわけではありません．少人数に対して行われ，ランダム化がきちんと行われていない，粗悪なRCTもあります．適切に実施されたコホート研究は，粗悪なRCTよりも信頼性が高い可能性があります．最もエビデンスレベルが高いメタアナリシスといえど，複数の粗悪なRCTを寄せ集めたものであれば，信頼できる結果を生み出しません．「メタアナリシスでこういう結果が出ているから，この治療はエビデ

88002-919 JCOPY

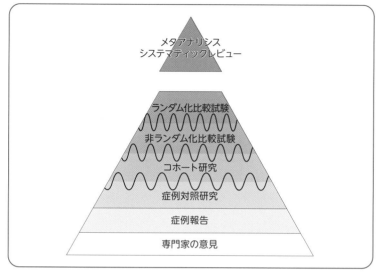

図 1-2　修正されたエビデンス・ピラミッド

ンスがある！」と単純に言うことはできないのです.

　近年は，**修正されたエビデンス・ピラミッド**が提案されています[2].
研究デザインを分けている線が波状になり，明確には分けることがで
きないことを表現しています（**図 1-2**）. また，メタアナリシスとシス
テマティックレビューは一次研究（RCT など）と同じ土台にないとい
うことで，切り離されています.

3 GRADEシステム

　エビデンス・ピラミッドとは別に，エビデンスの質や推奨度の強さを系統
的に評価する方法として，**GRADE (Grading of Recommendations
Assessment, Development and Evaluation)** というシステムが開
発されています[3].

　GRADE システムでは，研究デザインのみではなく複数の要因を評
価し，それらを統合してエビデンスレベルを決定します（**図 1-3**）. そ
の要因は大きく，①研究デザイン，②グレードを下げる 5 つの要因，
③グレードを上げる 3 つの要因に分けられます.

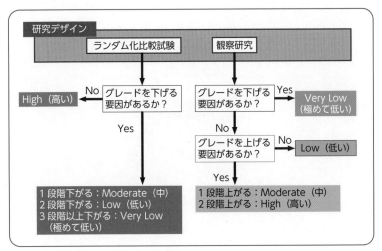

図 1-3　GRADE システムによるエビデンスの質の評価

1)　研究デザイン

　まず研究デザインを RCT と観察研究（コホート研究，症例対照研究などを含む）に大きく 2 つに分けます．いったん，前者の場合はグレードを「High（高い）」とし，後者の場合は「Low（低い）」とします．

2)　グレードを下げる 5 つの要因

　以下の 5 つのいずれかがあればグレードを下げます．これら要因の影響が重度であれば 1 段階グレードを下げ，非常に重度の場合には 2 段階グレードを下げます．

（ⅰ）バイアスのリスク：バイアス（第 3 章 1 参照）がある可能性がある．

（ⅱ）結果の非一貫性：それぞれの研究の結果が同じ方向性になく，その理由を説明できない場合です．例えば「A 薬と B 薬」の比較を行った研究であるのに，ある研究では A 薬のほうが効果ありとされ，ある研究では B 薬のほうが効果ありとされる，といった場合です．

（ⅲ）非直接性：「A 薬と B 薬」を比較したいのに「A 薬と C 薬」および「B 薬と C 薬」を比較した研究の場合や，真のエンドポイント（true endpoint）を直接評価できないために代替エンドポイント（surrogate endpoint）を用いた場合，などです．例えば，抗悪性腫瘍薬の効果を

88002-919 JCOPY

調べる研究において，真のエンドポイントは死亡であるところ，代替エンドポイントである腫瘍サイズや腫瘍マーカーの値の低下などを評価している場合は，非直接性が認められます．

（ⅳ）結果の不精確：サンプルサイズ（第5章4参照）が小さい，アウトカムを発生した症例数が少ない，などの場合です．

（ⅴ）出版バイアス：研究の結果が良好な場合にのみ論文は出版され，望まない結果であったときに論文が出版されにくいバイアスです（第3章2（6）参照）．

3）グレードを上げる3つの要因

以下の3つのいずれかがあればグレードは上がります．

（ⅰ）効果の大きさ：介入（曝露）の推定効果の大きさのことであり，大きい場合は1段階，非常に大きい場合は2段階グレードを上げます．

（ⅱ）用量反応勾配：介入（曝露）の程度が大きければ大きいほど，アウトカムの発生率が上がる，などの関係性が認められる場合です．

（ⅲ）残差交絡：考えられるすべての交絡因子が介入（曝露）の真の効果を弱めている方向に働いている考えられる場合です（交絡については第3章1（4）参照）．

4）エビデンスレベルの評価

以上の要因の有無に基づいて，研究のエビデンスレベルは High（高），Moderate（中），Low（低），Very low（非常に低）の4段階で評価されます．また，High から Very low の順に A から D で評価されることもあります（表1-1）．

表1-1　GRADE のエビデンスレベルの4段階

GRADE システムによるエビデンスの質			
A（高）	B（中）	C（低）	D（非常に低）

エビデンスレベルの評価方法の詳細はかなり難解なので，すべてを理解する必要はありません．研究デザインのみに依拠するエビデンス・ピラミッドよりも，研究デザインと研究の質を併せて評価する

GRADE システムが世界的なスタンダードになっている，という事実を知っておくことが重要です．

5) 推奨度の決定

　診療ガイドライン（第2章1（3）参照）では，GRADE システムを利用した研究の質の評価に基づいて，推奨度を決定します．推奨度は，研究の質，利益と不利益のバランス，コスト，価値観の4要素を考慮します．「強く推奨」か「弱く推奨」，「行う」か「行わない」の組み合わせにより，4段階で構成されます（**表1-2**）．

表1-2　GRADE の推奨度4段階

GRADE システムによる推奨度			
行うことを 強く推奨	行うことを 弱く推奨	行わないことを 弱く推奨	行わないことを 強く推奨

　GRADE システムに基づき研究の質が「A（高）」，かつ推奨度が「行うことを強く推奨」とされている場合は，一般的にエビデンスレベルがかなり高い治療と言えるでしょう．

88002-919 JCOPY

2 実臨床における エビデンスの活用

1 EBM/EBDに対する誤解

　EBM/EBD に対する誤解の 1 つとして，「すべての患者に対してエビデンスレベルが高い治療を行うべきであり，エビデンスの乏しい治療をしてはいけない」という考えがあります．一部の臨床家がこのような誤解に基づいて，「エビデンス」に拒否反応を起こすことがあります．「目の前の患者さんをしっかり診て臨床的な経験に基づく治療をしないとは何事だ！」と怒ることもあります．

　例えば90％の患者に対して効果があると報告される治療があったとしても，10％の患者には効果がありません．90％の患者に効果がある場合，その治療はおそらく「治療の効果が高く，行うことを強く推奨する」という「エビデンスレベルが高い治療」になります．しかし，目の前の患者がその治療では効果がない 10％のなかに入っているかもしれません．効果がなければ次善の策を考えなければなりません．あるいは，何らかの理由でその治療を実施できないこともあります．例えば，最もエビデンスレベルの高い治療法が手術であった場合，超高齢者や複数の合併症を有する患者などでは，その治療法は適応とならないことがあります．

　エビデンスレベルが低い治療法であっても，個々の患者の背景や個別の事情に合わせて，適応を検討する必要があります．その検討にあたって，臨床家の経験則に依拠することも正当化されます．つまり，EBM/EBD は「すべての患者に対してエビデンスレベルが高い治療を行うべき」と唱えているわけでもありませんし，臨床家の経験則を否定しているわけでもありません．

2 エビデンスの患者への適用

　EBM/EBD における意思決定の過程には，エビデンスの他に，患者の価値観や，利用可能な医療資源の制約，という要素も取り入れられます．患者の価値観も重要視するため，患者に特定の治療を押し付けることは，EBM/EBD とは言えません．

　例えば口腔癌の診療ガイドライン (2013) [4] には，切除可能な舌癌の患者に対する治療として，「組織内小線源治療は原発巣制御率が 65% 〜 80% であり，局所切除術の 90% 程度と比較して低いため，手術療法が勧められる (推奨グレード B)」と記載されていました．担当医がこのガイドラインの記載に沿って患者にこの内容を説明したとしても，患者が常に手術療法を望むとは限りません．自身の価値観に基づいて，どうしても小線源治療を行いたいと希望される患者がいるかもしれません．患者の希望に沿って最終的に小線源治療を行った場合，EBD を行えなかったとはみなされません．現状で得られるエビデンスに関する情報を提供し，十分な説明を行った結果，患者が相対的に効果の低い治療を選択したとしても，EBD を実践したととらえられます．

　しかし，患者が希望したとしても，まったく効果がなく有害な治療を行うことは，EBM/EBD とは言えません．エビデンスの乏しい治療が禁忌というわけではありません．しかし，有害無益となる可能性や資源の浪費というデメリットがあってもなお，それを選択することを正当化できる理由がなければならないでしょう．しばしば「他に手段がない」という理由でエビデンスの乏しい治療が行われますが，正当とは言えないでしょう．治療法がない場合，治療しないことが最善の選択になりえます．

3 EBDの本当の意味

　EBM とは「エビデンスをただ実行することではなく，医療従事者の教育，スキル，経験を大切にし，さらに患者の状況や価値観を考慮し，最終的に患者の診療環境も考慮して，総合的に判断すること

88002-919 JCOPY

す」とされています[5]．研究から得られたエビデンスのみに重きを置いているわけではなく，それは1つの要因に過ぎないことに留意すべきです．

　EBD を最初に取り上げた *British Dental Journal* の編集者は，EBD とは「エビデンス，臨床経験，患者の好みを統合した歯科診療」であると述べています[6]．そして，「歯科診療は臨床経験に大きく依存しており，歯科医師はある患者に対してどの治療がうまくいく傾向があるかを知っています．しかし，臨床経験で『今まで大丈夫だったから』という理由でエビデンスを無視することはできません．治療に適切なエビデンスがあるかどうかを確認することは非常に重要であり，過去の経験と矛盾する場合には必要に応じて行動を変えなければなりません．この行動は患者に対する責任でもあります」とも述べています．EBD に関連する誤解に対する回答と言えるでしょう．

　歯科医療従事者が行うべき EBD は，図1-4 で示すように，エビデンスだけでなく，治療技術，治療を行う環境，患者の価値観も加味して意思決定を行うことといえます．

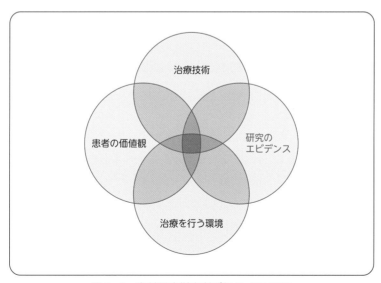

図 1-4　歯科医療従事者が行うべき EBD

1 エビデンス・プラクティス・ギャップとは

　近年，EBM/EBD の概念の理解が普及するにつれて，**エビデンス・プラクティス・ギャップ** (evidence practice gap) を解消することに注目が集まっています．エビデンス・プラクティス・ギャップとは，エビデンスレベルが高い治療法があるにもかかわらず実臨床ではあまり行われていない，という問題を指します．アメリカでは，エビデンスレベルが高い治療やケアを実施されている患者は全体の約半数であると報告されています [7].

2 歯科におけるエビデンス・プラクティス・ギャップ

　日本の歯科医師を対象に，最小侵襲歯科治療 (minimal intervention dentistry, MID) に関するエビデンス・プラクティス・ギャップを調べた研究があります [8].

　MID とは，2000 年に国際歯科連盟 (Fédération dentaire international, FDI) が提言した，う蝕治療を行う際に最小限の侵襲にとどめるという考え方です．この研究では Practice Impact Questionnaire という質問票を用いて，297 人の歯科医師を対象に調査が実施されました．エビデンスに基づく治療が最もよく実践されていた項目は，「下顎左側第一大臼歯の咬合面の一部に茶褐色の変色があるが，う窩がない場合に侵襲的な処置は行わない」であり，この回答を選択した歯科医師は全体の 97% でした．一方，エビデンスに基づく治療が最も実践されていなかった項目は「う蝕の診断時に拡大鏡を使う」という項目であり，「いつも，または 80% 以上」と回答した歯科医師は 33% でした．

88002-919 JCOPY

また，エビデンスレベルが高い治療を行う歯科医師の特徴は，「女性」「政令指定都市で勤務」「英語の専門誌をよく読む」でした．

　同じ質問票は他国でも使われており，アメリカからも同様の報告例があります．それによれば，アメリカの歯科医師は「う蝕の診断時に拡大鏡を使いますか？」という質問に対して58%が「いつも，または80%以上」と回答していました．この項目だけでなく他の項目についても，日本の歯科医師のほうがエビデンスレベルの高い治療を行っていない現状が明らかにされました．

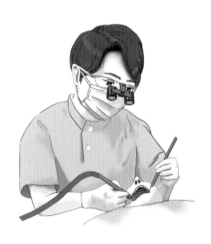

　エビデンスに基づく治療が実臨床で行われていないことにはさまざまな要因が関連していると考えられます．今後，エビデンス・プラクティス・ギャップを埋めていき，エビデンスに基づく治療がそれを必要とする患者に適切に行われるように，われわれ歯科医療従事者に関連する要因は解消していくように努力することが必要でしょう．

Column RCT は何の略？

　RCT と聞くと，皆さんは何の略称だと思われますか？

　歯科医療従事者のなかには root canal treatment（根管治療）が心に浮かぶ方も多いでしょう．しかし一般的には randomized controlled trial（ランダム化比較試験）を指す方が多いようです．英文論文の検索サイトである PubMed で［RCT AND "root canal treatment*"］という検索式で検索した場合にヒットする論文数は 214 報であったに対し，［RCT AND "randomized controlled trial"］では 11,239 報でした（2021 年 9 月時点）．

　本書の著者（石丸）は歯科医師として疫学の世界に飛び込みましたが，最初は RCT と聞くと混乱していました．今では根管治療のことを RCT と呼ぶとミスコミュニケーションが起こる可能性を危惧し，根管治療や根治と呼ぶようにしています．

　業界ごとに略称の常識が異なりますので，略称の使い方は注意が必要ですね．

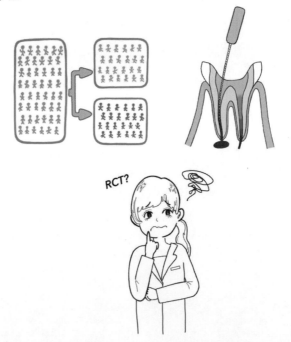

88002-919 JCOPY

📖 **参考文献**

1) Richards D, Lawrence A : Evidence based dentistry. Br Dent J 179 : 270-273, 1995
2) Murad MH, Asi N, Alsawas M, et al. : New evidence pyramid. Evid Based Med 21 : 125-127, 2016
3) Balshem H, Helfand M, Schünemann HJ, et al. : GRADE guidelines : 3. Rating the quality of evidence. J Clin Epidemiol 64 : 401-406, 2011
4) 日本口腔腫瘍学会日腔癌治療ガイドライン改訂委員会, 日本口腔外科学会口腔癌診療ガイドライン策定委員会合同委員会 : 科学的根拠に基づく口腔癌診療ガイドライン 2013 年版. 金原出版, 東京, 2013
5) Hoffmann T, Bennett S, Del Mar C : Evidence-based practice across the health professions 2nd edition. Elsevier, Amsterdam, 2013
6) Grace M : Evidence-based dentistry. Br Dent J 193 : 545, 2002
7) McGlynn EA, Asch SM, Adams J, et al. : The quality of health care delivered to adults in the United States. N Engl J Med 348 : 2635-2645, 2003
8) Kakudate N, Yokoyama Y, Sumida F, et al. : Evidence-practice gap in minimal intervention dentistry : findings from a dental practice-based research network. J Dent 102 : 103469, 2020

第2章
エビデンスの探し方

1 二次情報の利用

1 まずは二次情報から

　一次情報とは，定期的に刊行される論文誌に掲載されている原著論文やレビュー論文などです．二次情報とは，特定の疾患や治療法について，専門家グループによって多数の一次資料が収集・統合された資料です．診療ガイドライン・UpToDate・コクランレビューなどがあります．

　歯学部の学生や歯科研修医など若手の臨床家が，歯学や歯科医療の標準的な知識を身に付けるには，教科書や診療マニュアルを読めばよいでしょう．また，先輩や上司に聞けば，教科書に書かれていない豆知識や細かい技術を教えてくれるかもしれません．

　教科書にはまだ収載されていない新しいエビデンスを知りたいならば，まずは診療ガイドライン・UpToDate・コクランレビューなどの二次情報に当たることがおすすめです．

　素人がいきなり自力で一次資料を収集して読みあさることは，時間と労力の浪費になる危険があるため，あまり推奨されません．

2 6Sピラミッド

　6S ピラミッドとは，EBM/EBD に対する情報のピラミッドです（エビデンス・ピラミッドとは異なります）．

　6S は上から順に，Systems，Summaries，Synopses of Syntheses，Syntheses，Synopses of Single Studies，Single Studies が含まれます（図 2-1）．

　一番上の Systems は，患者個々人の状態に合わせた臨床上の決定

88002-919 JCOPY

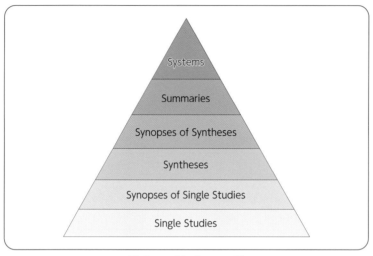

図 2-1　6S ピラミッド

に対する，エビデンスの理想的な情報システムのことです．たいてい
のエビデンスが「集団」についてのエビデンスであるのに対して，個
人レベルでカスタマイズできるというものです．残念ながら，まだ実
現できていません．

　ピラミッドの 2 番目の Summaries は，特定の臨床上の問題に対す
るエビデンスに基づく情報をまとめたものです．診療ガイドラインや
UpToDate などが該当します．

　ピラミッドの 3 番目の Synopses of Syntheses は，システマティッ
クレビューで発見された情報のまとめです．Cochrane Evidence
Summaries や Evidence-Based Abstract Journals がここに属します．

　ピラミッドの 4 番目の Syntheses は，システマティックレビューで
す．コクランレビューはこれに該当します．

　ピラミッドの 5 番目の Synopses of Single Studies は，良質な研究
のエビデンスのまとめです．

　ピラミッドの一番下は Single Studies です．研究デザインによらず，
ある臨床上のテーマについての単発の研究です．非常にエビデンスレ
ベルの高い研究であっても，単発であれば，6S ピラミッドでは一番

下になることに注意が必要です．つまり1編の論文だけでは，エビデンスに基づいているかいないかを決定することは難しいことがわかります．

　本章ではSummaries に属する診療ガイドラインと UpToDate，Syntheses に属するコクランレビューについて解説していきます．その前に次節で，論文を読むうえでも書くうえでも重要な PE (I) CO の概念について解説します．

③ PE (I) CO

　PE (I) CO とは，研究を構成する重要な4つの要素を可視化したものです．4つの要素は以下の通りです．

> P：Patients or Participants　患者または参加者
> E (I)：Exposure (Intervention) 曝露 (介入)
> C：Control 対照
> O：Outcome アウトカム

　Patients or Participants (患者または参加者) は，研究の対象者の属性を示します．
　Intervention (介入) とは，ランダム化比較試験 (randomized controlled trial，RCT) などにおいて，被験者に対して効果を検証するために薬剤投与や処置など施すことです．Exposure (曝露) は観察研究において患者または参加者がある要因にさらされる事象を指します．
　Control (対照) は，介入や曝露の比較対照となる事象を指します．
　Outcome (アウトカム) は，介入や曝露による結果・成果を指します．「アウトカム」と英語の読みをそのままカタカナで使うことが多いです．
　なお，PECO はペコ，PICO はピコと読みます．クリニカル・クエスチョン (clinical question，CQ) を，PECO または PICO の形式にまとめると理解しやすいです．CQ とは診療に関する疑問のことです．

88002-919 JCOPY

例えば，CQ が「高齢者における歯科検診は意味があるのか？」である
とします．この CQ に対して観察研究を計画する際，PECO を利用し
て CQ を構造化してみましょう．

> Participants ：65 才以上の高齢者の一般住民
> Exposure ：年に 1 回以上の歯科検診の受診
> Control ：歯科検診受診なし
> Outcome ：5 年後の残存歯数

論文を読む際にも，PE（I）CO に構造化した上で読むと，理解が進
むでしょう．

4 診療ガイドライン

1) 診療ガイドラインとは

特定の治療の効果に関するエビデンスを知りたい際には，まずは**診
療ガイドライン**を参照するとよいでしょう．

診療ガイドラインは，「健康に関する重要な課題について，医療利
用者と提供者の意思決定を支援するために，システマティックレビュ
ーによりエビデンス総体を評価し，益と害のバランスを勘案して，最
適と考えられる推奨を提示する文書」(Minds 診療ガイドライン作成マ
ニュアル 2020 ver.3.0) と定義されています[1]．

診療ガイドラインは，それぞれ専門の学会等で臨床的専門家を中心
とした診療ガイドライン作成グループにより作成されています．ウェ
ブサイト上で公開されているガイドラインと，書籍として販売されて
いるガイドラインがあります．

2) Minds

ウェブサイト上で公開されている **Minds（マインズ）ガイドライン
ライブラリ**を紹介します[2]．Minds とは，公益財団法人日本医療機能
評価機構が 2002 年度から実施している EBM 普及推進事業であり，
Medical Information Distribution Service の略です．2011 年度より厚

生労働省委託事業として運営されています．Minds ガイドラインライブラリでは，日本で作成されたさまざまな診療ガイドラインを評価し，無料で公開しています．

　トップページから「診療ガイドライン　検索」のところにある「検索条件を追加」より，キーワードやカテゴリを選択できます．

　カテゴリにある「歯科・口腔」を選択し，歯科における診療ガイドラインを検索してみましょう．ほとんどのガイドラインをウェブサイト上で閲覧できます．以下のものが掲載されています（2021 年 12 月時点　最新版のみ）．

- ブラキシズムの診療ガイドライン　睡眠時ブラキシズムの治療（管理）について
- 摂食嚥下障害，構音障害に対する舌接触補助床（PAP）の診療ガイドライン 2020（掲載準備中）
- 歯周病患者における抗菌薬適正使用のガイドライン
- 抗血栓療法患者の抜歯に関するガイドライン 2020 年版（掲載準備中）
- 睡眠時無呼吸症候群（SAS）の診療ガイドライン 2020
- 矯正歯科治療の診療ガイドライン　成長期の骨格性下顎前突編
- 歯内療法診療ガイドライン
- 閉塞性睡眠時無呼吸に対する口腔内装置に関する診療ガイドライン（装置の作製に関するテクニカルアプレイザル：2020 年版）
- 顎顔面補綴診療ガイドライン 2019
- 口腔癌診療ガイドライン 2019 年版
- 歯科治療による下歯槽神経・舌神経損傷の診断とその治療に関するガイドライン
- 認知症の人への歯科治療ガイドライン
- 歯周病患者における口腔インプラント治療指針およびエビデンス 2018
- 非歯原性歯痛の診療ガイドライン　改訂版
- 頭頸部がん薬物療法ガイダンス　第 2 版（書籍のみ）
- 認知症患者の義歯診療ガイドライン 2018
- 音声障害診療ガイドライン 2018 年版
- 歯科治療中の血管迷走神経反射に対する処置ガイドライン

88002-919　JCOPY

- 歯科診療における静脈内鎮静法ガイドライン　改訂第2版(2017)
- 接着ブリッジのガイドライン　改訂版
- ブラキシズムの診療ガイドライン　睡眠時ブラキシズム患者に対する各種の検査について
- 上顎前歯が突出した小児に対する早期矯正治療に関する診療ガイドライン
- 科学的根拠に基づくエナメル上皮腫の診療ガイドライン　2015年度版
- う蝕治療ガイドライン　第2版　詳細版
- 口腔顎顔面外傷診療ガイドライン　2015年改訂版　第I部
- 糖尿病患者に対する歯周治療ガイドライン　改訂第2版 2014
- 歯周病患者における再生治療のガイドライン　2012
- 顎関節症患者のための初期治療診療ガイドライン
- 顎関節症の関節痛に対する消炎鎮痛薬診療ガイドライン
- 摂食・嚥下障害，構音障害に対する舌接触補助床(PAP)の診療ガイドライン
- 補綴歯科診療ガイドライン　歯の欠損の補綴歯科診療ガイドライン　2008
- 有床義歯補綴診療のガイドライン
- インプラントの画像診断ガイドライン第2版

　歯科のさまざまな分野でガイドラインが作成されていることがわかります．各歯科医療従事者が自らの診療に関連する分野の診療ガイドラインを精読されることをお勧めします．

　ガイドラインにはエビデンスの推奨の強さとエビデンスレベルの基準の表が記載されています．それぞれのガイドラインでは推奨の強さのスケールをさまざまな方法で設定しています．学会独自に設定したスケール，Mindsが2007年に設定した推奨の強さとエビデンスレベルの基準，GRADEシステムによるエビデンスレベル，などが使用されています．

　Mindsによる推奨の強さとエビデンスレベルの基準は，以下のとおりです(表2-1)．

表 2-1　Minds による推奨の強さとエビデンスレベルの基準

推奨の強さ				
A	B	C1	C2	D
強い科学的根拠があり，行うように強く進められる	科学的根拠があり，行うように勧められる	高いレベルの科学的根拠はないが，行うように勧められる	行うように勧めるだけの，科学的根拠はない	無効性あるいは害を示す科学的根拠があり，行わないように勧められる

エビデンスレベル					
I	II	III	IV	V	VI
システマティックレビュー / ランダム化比較試験のメタアナリシス	1 つ以上のランダム化比較試験による	非ランダム化比較試験による	分析疫学的研究（コホート研究，症例対照研究，横断研究）	記述研究（症例報告やケースシリーズ）	患者データに基づかない，専門委員会や専門家個人の意見

　なお Minds も現在は，国際標準の診療ガイドライン作成方法を踏まえ，GRADE システムによる推奨の強さを記載するように求めています．

3) クリニカル・クエスチョンと推奨度の提示

　ガイドラインでは，まずクリニカル・クエスチョン（clinical question, CQ）が提示されます．CQ は，臨床家が診療に関して疑問に思う事柄が 1 つの疑問文で表されます．CQ は一般の臨床家や関連領域の専門家から広く収集され，ガイドライン作成委員会がそれらの中から重要と考えられる CQ を選定します．

　例えば，『う蝕治療ガイドライン第 2 版詳細版』（特定非営利活動法人日本歯科保存学会編）における CQ1 は「永久歯エナメル質の初期う蝕に，フッ化物の塗布は有効か？」です[3]．

　う蝕ではない状態の歯にフッ化物塗布をすると，う蝕発生を抑制することはよく知られています．しかし，すでに初期う蝕になっている際に，う蝕の進行を抑制する効果があるかについて，多くの歯科医師が疑問を抱いています．白斑があればフッ化物塗布が勧められるものの，それは本当にエビデンスに基づく治療なのか疑問です．

88002-919 JCOPY

ガイドラインでは，このCQに対して，「う窩形成の抑制，白斑の縮小，白斑の滑沢化にとって有効である．永久歯エナメル質の初期う蝕に，フッ化物を塗布することを推奨する（推奨の強さ「強い推奨」）」と回答しています．

4) 推奨度の決定過程

永久歯エナメル質の初期う蝕にフッ化物を塗布することについての推奨度は，「行うことを強く推奨」となっています．この判断には，ガイドライン作成委員会の意見が反映されています．推奨度の決定過程についても，ガイドラインに明記されています．ここでも『う蝕治療ガイドライン第2版詳細版』のCQ1を例にとり見ていくことにしましょう．

まず，CQ1に関連する文献の抽出方法が明示されています．PubMed（第2章2（2）参照）を用いて1949〜2013年に出版された英文論文，医学中央雑誌（第2章2（1）参照）を用いて1983〜2013年に出版された和文論文が検索されました．フッ化物塗布はとても歴史のある予防・治療法であるため，1949年までさかのぼって検索されました．その結果，英文論文402編，和文論文93編が抽出されました．しかしそのうち，RCTの論文は5編だけでした．推奨度の決定には，RCTのみ選択されました．

推奨度の決定過程の説明には，（ⅰ）背景・目的，（ⅱ）解説，（ⅲ）パネル会議，（ⅳ）構造化抄録，（ⅴ）エビデンス・プロファイル，（ⅵ）文献検索式があります．

（ⅰ）背景・目的

う蝕の治療・予防に関する世界的な現況について記述されています．

（ⅱ）解説

アウトカムごとに複数の研究結果を要約し，個々のエビデンスの質について論じられます．

（ⅲ）パネル会議

アウトカム全体の要約が記述されます．う窩形成を抑制する効果はリスク比1.08（95％信頼区間1.04〜1.11）であり，白斑の面積は20％

小さくなる，とまとめられています．

ここでリスクとは，「アウトカム発生数／研究対象人数」を表します．本研究においては，「リスク比＝フッ化物塗布群の歯がう窩形成しないリスク／フッ化物塗布しない群の歯がう窩形成しないリスク」となります．また，95％信頼区間が1をまたいでいないので，統計学的に有意であるといえます．フッ化物塗布した歯のほうが1.08倍う窩形成を抑制した，といえます（リスク比と95％信頼区間は第5章参照）．

活動性白斑の滑沢化については，口腔清掃指導不十分な群ではフッ化物塗布群のリスク比が2.25（95％信頼区間 2.00〜2.53），すなわち白斑の滑沢化が2.25倍おこりやすいという結果でした．しかし，口腔清掃指導が行き届いている集団では，フッ化物塗布群のリスク比が1.02（95％信頼区間 0.86〜1.26），すなわちフッ化物塗布は活動性白斑の滑沢化には統計学的に有意な効果が認められませんでした．

エビデンスの質の評価がまとめられ，さらに，有益性と有害性のバランスや患者の価値観を踏まえた最終的な推奨度がまとめられています．

（iv）構造化抄録

エビデンスとして採用された論文の構造化抄録（structured abstract）が記載されています．なお，構造化抄録とは，背景（background）・方法（methods）・結果（results）・結論（conclusion）などに区分して整理された抄録です．

（v）エビデンス・プロファイル

それぞれの研究に対して，質の評価を項目別に行い，結果の要約が記載されています．

（vi）文献検索式

最初に論文を抽出した際の検索のキーワードや検索式が記述されています．同じ検索式を用いれば誰でも同じ検索結果を導くことができます．すなわち，検索の再現性を担保しています．

5）診療ガイドラインの特性

巷間にはさまざまな「研究結果をまとめた情報」があります．中に

88002-919 JCOPY

は情報内容が不正確であったり，偏っていたりするものもあります．こうしたさまざまな情報源とは一線を画し，診療ガイドラインには以下のような特性があります．すなわち，診療ガイドラインの作成は，専門家集団としての一定の規範を有する学会が担います．また，文献のレビューだけでなく，臨床専門家による推奨度が明示されています．

　診療ガイドラインの作成には，多くの専門家が膨大な文献を網羅的に精読し，バイアス評価を行い，推奨度を決定するというプロセスが必要であり，大変な時間と労力がかかります．そうして作成された診療ガイドラインを，Minds では無料で読むことができるのです．ありがたく活用していきましょう．

6) ガイドラインのガイドライン

　もちろん，診療ガイドラインも完全ではありません．専門家も人間ですから，個人の価値観が反映されてしまうことがあります．例えば，外科系の学会は他の治療手段よりも外科手術をより強く推奨しがちになるかもしれません．情報の受け手は，一次情報（原著論文など）を読む場合と違って，診療ガイドラインを読む場合は作成者の価値観に影響を受けていないか注意して読む必要があります．

　Minds の診療ガイドライン作成マニュアルには，「診療ガイドラインは信頼に足るものでなければならない．そのためには，科学的なエビデンス総体の評価がなされていること，その作成過程では思い込みや偏りを避ける方策がとられていること，さらに治療や検査に伴う害やコスト，負担などを勘案しても意味のあるものであるかが検討されていることが重要である．診療ガイドラインの作成にあたっては，作成過程での判断の偏りを避けるために，作業を分担し独立して作成することを提案する」と記されています．

　多くのガイドライン間で，その作成手順の厳密性に差異があるため，それを標準化しようという試みであり，いわば「ガイドラインのガイドライン」と言えます．

7) 歯科診療ガイドラインライブラリ

歯科の臨床家にとっては，日本歯科医学会の歯科診療ガイドラインライブラリは便利なツールの1つです[4]．歯科診療ガイドラインとその他の指針等が掲載されています．歯科診療ガイドラインは Minds と連携しており，Minds へのリンク集に含まれています．

その他の指針として，十分な臨床研究が行われていない手技等について，学会の指針や手引き，ポジションペーパーといった情報が提供されています．例えば，日本老年歯科医学会による「歯科訪問診療における感染予防策の指針 2021 年版」，日本歯科麻酔学会による「安全な歯科局所麻酔に関するステートメント」，日本骨代謝学会・日本歯周病学会・日本口腔外科学会などの複数の学会により合同で発出された「骨吸収抑制薬関連顎骨壊死の病態と管理：顎骨壊死検討委員会ポジションペーパー 2016」などがあります．最新の知見や日本独自の手技の有用性等について検討した資料です．必ずしもエビデンスに基づいてまとめられたものであるとは限らない，という点に注意が必要です．

8) その他のガイドライン

Minds や歯科診療ガイドラインライブラリに含まれない，以下のような小規模なガイドラインもあります．
・JAID/JSC 感染症治療ガイドライン 2016 —歯性感染症—（一般社団法人日本感染症学会，公益社団法人日本化学療法学会，JAID/JSC 感染症治療ガイド・ガイドライン作成委員会歯性感染症ワーキンググループ編）
・要介護高齢者の口腔・栄養管理のガイドライン 2017〔平成 27〜29 年度厚生労働科学研究費補助金（長寿科学総合研究事業）「介護保険施設における利用者の口腔・栄養管理の充実に関する調査研究」研究班編〕

9) AGREE II

Minds や歯科診療ガイドラインライブラリはさまざまな選定基準に

88002-919 JCOPY

則って，基準を満たしたガイドラインのみを掲載しています．選定基準は「個人が作成したものではない（公的機関もしくは学術団体が発行元）」「文献検索方法に関する記載またはその参照先に関する記載があるもの」などです．その後，AGREE (The Appraisal of Guidelines for REsearch & Evaluation) Ⅱの評価表を用いて，診療ガイドラインの質の評価を行います．AGREE Ⅱの評価軸には「対象と目的」「利害関係者の参加」「作成の厳密さ」「提示の明確さ」「適用可能性」「編集の独立性」の6つの領域が含まれます．

　このように世界的にも利用されている基準で認められたガイドラインのみ Minds や歯科診療ガイドラインライブラリに掲載されています．これらに掲載されたガイドラインは質が保たれたガイドラインであると言えるでしょう．

　そのため「その他のガイドライン」は，Minds や歯科診療ガイドラインライブラリに掲載されているガイドラインとは異なり，必ずしも質が担保されていないことに注意が必要です．

5 UpToDate

　UpToDate は，臨床家が診療の際に遭遇するさまざまな疑問に，即座に実用的な回答を得られるようデザインされた臨床医学情報ツールです．疾患ごとに，診断・治療・予防・予後等の CQ についてまとめられています．GRADE システムに基づいて，エビデンスのグレードと推奨度が記載されています．

　診療ガイドラインは各国の学会によって作成されているため，国によりその内容が微妙に異なります．例えば日本とアメリカとヨーロッパのガイドラインには異なる記載が認められることもあります．そういった状況とは異なり，UpToDate は世界中の研究者が作成に関与しているため，その内容は世界共通に利用されています．

　歯科系の内容としては，「歯性感染症の合併症，診断，及び治療（Complications, diagnosis, and treatment of odontogenic infections）」「小児における歯の損傷の評価及びマネージメント（Evaluation and management of dental injuries in children)」「成人に生じる医療手技や歯科治療に対する不安発作：疫学，症状，経過（Acute procedure anxiety in adults：Epidemiology, clinical manigestations, and course）」などのコンテンツがあります．

　UpToDate の利点としては，診療ガイドラインと同程度の厳しいプロセスで評価された内容のみ掲載されており，情報の偏りが少なく疾患の最新情報を得ることができるということが挙げられます．欠点としては，レビューの本文は英語のみであり，英語が苦手な人にとっては敷居が高いでしょう．

　UpToDate は基本的に有料のコンテンツとなっています．勤務している病院等で契約している場合は無料で読むことができる場合もあります．歯科クリニックは病院と異なり施設単位で有料の契約をしているところは少ないでしょう．そのため，多くの歯科医療従事者がすぐに UpToDate を利用できる状態にはないかもしれません．個人で契約することは可能ですが，その場合は有料です．

⑥ コクランレビュー

1) コクランとは

　コクラン（Cochrane）とは，研究者，専門家，患者，介護者および健康に関心のある個人が集まった，独立した国際ネットワークです[5]．利用しやすく高品質で適切なシステマティックレビューをはじめとする総合的なエビデンスを提供しています．コクランが行うシステマティックレビューは**コクランレビュー（Cochrane Reviews）**と呼ばれており，他の研究者が行うシステマティックレビューよりも，より信頼できるとみなされています（システマティックレビューの詳細は第3章2(6)参照）．

　コクランレビューグループには世界中の人々が参加できます．エビデンス作成の重要性を認識している有志の医学系研究者が参加することによって，レビューが無償で行われています．

　また，エビデンスの提供も無償であり，誰でもレビューを読むこと

88002-919 JCOPY

ができます．英語のサイトだけではなく，日本語のサイトも提供されているので，英語が苦手な人にとっても利用しやすいです．

　コクランレビューを集めた**コクランライブラリ (Cochrane Library)** には，2021 年 5 月時点で 8,600 編ものシステマティックレビューが収載されています．こちらは英語のサイトですが，アブストラクト（論文の要旨）の日本語への翻訳が有志の医学系研究者によって公式に行われています．

　歯科に関連するコクランレビューとして，Cochrane Oral Health があります．Cochrane Oral Health のグループは，レビューすべきリサーチクエスチョンを決定し，参加者を募集し，参加者を統括してレビューを作成します．現在（2021 年 12 月時点）でも 2021 ～ 2024 年にかけてレビューすべき内容が公開されており，今後はその内容についてレビューが行われる予定です．現在重要視されているレビューのトピックとして，

・高齢者のう蝕や口腔内疾患を予防する適切な方法は何か？

（What are the best ways to prevent tooth decay and oral disease in the elderly?）

・どのように口腔癌を予防できるのか？

（How can oral cancer be prevented?）

・どのように歯磨きをするべきか？　どのぐらいの時間で，どのような頻度で？

（How should I brush my teeth? For how long, and how often?）

などであり，15 個の新しいテーマでレビューを作成するとされています．

　コクランには，コクランジャパンという組織もあります[6]．コクランジャパンではコクランレビューの執筆のためのワークショップや，コクランレビュー翻訳事業が行われています．

2）コクランライブラリの見方

　コクランライブラリのウェブサイト[7]にアクセスし，言語を日本語に設定しましょう（**図 2-2**）．スマートフォンの場合は，右上にある

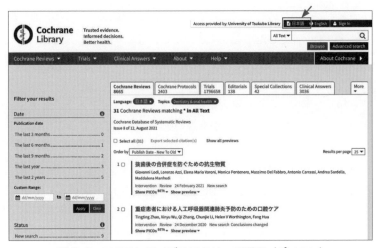

図 2-2　コクランライブラリのサーチ画面（パソコン）

"Open menu" をタップし，下から 2 つ目の "English" をタップすると
言語選択画面になります．"Cochrane Review language" で日本語を
選択しましょう．パソコンの場合はトップ画面の右上に English と書
かれたアイコンが表示されているので，それをクリックし，日本語を
選択してください．残念ながら "Website language" は日本語がない
ため "English" を選択しましょう．

　"Cochrane Reviews" を選択し，"Search Reviews（CDSR）" をクリ
ックします．システマティックレビューの検索画面に移動します．
Language は日本語を選択しましょう．日本語に翻訳されたアブスト
ラクトは 2021 年 12 月時点で 2,354 編ありました．全アブストラクト
の約 27％に相当します．

　左のウインドウでは公開された日付や研究のタイプ，トピックス
（分野）について選択できます．トピックスには "Dentistry & oral
health" という歯科の分野を指すカテゴリがありますので，そちらを
見てみましょう．英語の "Dentistry & oral health" のコクランレビュ
ーは 209 編あり，日本語の "Dentistry & oral health" のコクランレビ
ューは 36 編ありました．

88002-919 JCOPY

アブストラクトの日本語翻訳があるレビューは，新しいほうから以下のような内容でした．
・重症患者における人工呼吸器関連肺炎予防のための口腔ケア
・頭頸部放射線治療を受ける成人患者の放射線性顎骨壊死に対する予防的介入
・歯科治療を受けている患者の嘔吐反射の管理
・う蝕予防のための異なるフッ化物濃度の歯磨剤
・口腔癌と口腔咽頭癌の治療介入：外科治療

　アブストラクトの日本語翻訳がないレビューは新しいほうから以下のような内容でした．
・Rubber dam isolation for restorative treatment in dental patients
　（保存治療におけるラバーダム防湿）
・Interventions for replacing missing teeth：alveolar ridge preservation techniques for dental implant site development
　（喪失歯部位に対する治療介入：インプラント埋入のための歯槽骨隆起の保存）
・Antibiotics to prevent complications following tooth extractions
　（抜歯後の合併症を防ぐ抗菌薬）
・Transillumination and optical coherence tomography for the detection and diagnosis of enamel caries
　（エナメル質う蝕の検出と診断のための透過光線を用いた方法）

　細かい内容を理解するには本文を英語で読む必要があるものの，アブストラクトの翻訳だけでも概要を理解できるでしょう．本文を読みたいけれども英語を読むのがどうしても苦手という方は，無料の AI 翻訳サービス（DeepL 翻訳，Google 翻訳，みらい翻訳など）を補助的に利用することもできます．

3) コクランレビュー掲載論文
　さて，コクランレビューの中から1つのレビュー論文を紹介します．

う蝕予防のための異なるフッ化物濃度の歯磨剤 [8]

このレビューでは，さまざまなフッ化物濃度の歯磨剤について，う蝕予防効果を包括的に評価しています．

Patients	一般住民
Intervention	特定のフッ化物濃度のフッ化物配合歯磨剤使用
Control	異なるフッ化物濃度（もしくは無配合）のフッ化物配合歯磨剤使用
Outcome	う蝕の発生

1955年から2014年の間に発表された96件の研究がこのレビューの対象です．1,000～1,100 ppm のフッ化物配合歯磨剤が無配合歯磨剤よりもすべての年齢でう蝕予防に効果的であるという確実性の高いエビデンスがある，とまとめられています．また，1,450～1,500 ppm のフッ化物配合歯磨剤は 1,000～1,100 ppm のフッ化物配合歯磨剤と比較するとわずかながら追加的な予防効果がある，という中等度のエビデンスがあります．また，高すぎる濃度（1,700～2,000 ppm，2,400～2,800 ppm）のフッ化物配合歯磨剤は 1,450～1,500 ppm のフッ化物配合歯磨剤と比較してう蝕抑制効果があるとは言えない，という結果でした．

日本においては国際基準に合わせて 2017年からフッ化物配合歯磨剤の濃度上限が 1,000 ppm から 1,500 ppm に変更になりました．上記のレビューから判断すると，これ以上に濃度を上げる必要がなく，エビデンスに基づく政策決定がなされていると言えるかもしれません．

コクランレビューは質が担保されたシステマティックレビューであり，歯科分野のレビューを探すには最適なツールでしょう．コクランレビューでは，複数人が厳格な方法でシステマティックレビューを行っているため，レビュー担当者個人の価値観が反映されにくく，バイアスが少ない結果であることも有用な点です．

コクランレビューを読むうえでの注意点として，世界的に重要なテーマに関してレビューが行われているため，日本の状況とは合致しない場合があることが挙げられます．また，和文論文はほとんどの場合

レビューすべき論文に選択されません．日本独自の治療の場合，その効果をコクランレビューで調べることはできません．換言すれば，日本語の論文でしか発表されていない日本独自の治療は，国際的には評価の俎上にも載らないということです．

2 論文の探し方

　前項では二次情報の利用法について解説しました．しかし，二次情報を検索したものの知りたい情報が存在しない場合は，一次情報（原著論文など）を自ら検索し読む必要があります．本章では和文論文，英文論文の検索方法について解説します．

　なお論文の探し方についてより詳細に知りたい方は，本書の姉妹書である『膨大な医学論文から最適な情報に最短でたどり着くテクニック』（新興医学出版社）をご参照ください．

1 和文論文検索

　和文論文とは，日本語で書かれ，日本国内の学会誌等の論文誌に掲載された論文を指します．歯科系の学会誌は『日本歯科保存学雑誌』『日本補綴歯科学会誌』など，各分野に存在します．所属する学会員に紙媒体の雑誌が郵送されることもあります．学会誌以外の論文誌の例として，一般財団法人厚生労働統計協会が出版する『厚生の指標』などが挙げられます．

　和文論文の検索エンジンとして，医中誌 Web，J-STAGE，メディカルオンライン，CiNii などがあります．

1) 医中誌 Web

　和文論文を探すには基本的に**医中誌 Web** を使うと効率的でしょう．

　医中誌 Web は，特定非営利活動法人医学中央雑誌刊行会が作成・運営する，国内医学論文情報のインターネット検索サービスです．国内発行の医学・歯学・薬学・看護学および関連分野の定期刊行物約7,500誌に収録された約1,400万件の論文情報を検索することができ

ます．なお和文論文だけでなく，国内誌が出版する英文論文も含まれ
ます．有料のサービスであり，病院単位の契約や個人契約の後に利用
できます．

　医中誌 Web のすばらしいところは，さまざまな検索タグ付けがな
されているところです．検索エンジンの検索ウインドウに単語を入力
して検索しても，調べたい内容にうまくフィットする論文がヒットし
ないことは多々あります．そこで検索タグを利用します．

　検索タグには以下のようなものがあります（表 2-2）．

表 2-2　医中誌の検索タグ

タグ	検索内容
TH（統制語）	統制語のみで検索 「統制語」は①医学用語シソーラスに基づき，各文献に付与されているキーワード，②索引上重要な用語と医学中央雑誌刊行会で判断されたために追加されたキーワード（医中誌フリーキーワード），の二種類ある．医学用語シソーラスは医学・歯学・薬学・看護学・獣医学・公衆衛生学等の分野で使われている用語を体系的に整理したものである．同義語の表記揺れに対応でき，階層関係を関連付けている．(2)-4 の PubMed の MeSH タームに準拠している．
MTH（メジャー統制語）	「メジャー統制語」のみで検索 「メジャー統制語」とは，各文献に付与された統制語のうち，特に主題を表現している重要なキーワードのこと．
AU（著者名）	著者名で検索
JN（収載誌名）	収載誌名で検索
TI（タイトル）	タイトル中に検索語を含む文献を検索
TA（タイトル＋抄録）	タイトル・抄録中に検索語を含む文献を検索
RD（研究デザイン）	研究デザインで検索 原著論文にのみ付与される．「診療ガイドライン」「メタアナリシス」「ランダム化比較試験」「準ランダム化比較試験」「比較研究」の 5 種類がある．

　例えば，う蝕の統制語を検索してみます．シソーラスブラウザ[9] で
「う蝕」と検索してみます．以下の表 2-3 のような検索結果になりま
した．

表 2-3　う蝕の統制語

統制語	種別
う蝕	シソーラス用語
う蝕活動性試験	シソーラス用語
う蝕感受性	シソーラス用語
う蝕原性食	シソーラス用語
歯根う蝕	シソーラス用語
う蝕検知液	医中誌フリーキーワード
軟化象牙質	医中誌フリーキーワード

　この中で，う蝕そのものについて付与されていそうな統制語は「う蝕」です．う蝕の同義語として「う歯」「虫歯」「むし歯」「ウ蝕」「カリエス（歯科）」「齲蝕」などがあります．同義語がたくさんあるため，「意味」である統制語で検索する重要性がわかります．

　う蝕に関連する RCT を検索したいときには，以下のように検索タグを組み合わせて検索できます．

う蝕 /TH AND RD ＝ランダム化比較試験

　「調べたい単語 / タグ」と「RD ＝研究デザイン」を AND で組み合わせることで，「う蝕」の統制語がついた RCT を検索できます．AND や OR の検索は一般的な検索エンジンでの組み合わせと同様です．
　上記の検索式で検索をしてみると，36 件の論文が見つかりました．多くの論文は英語で書かれているものの，日本語で書かれた論文もあります．

　医中誌 Web 自体は論文のフルテキストを提供しているわけではなく，論文のタイトルと抄録のみが収載されています．しかし，各論文に別の文献検索システムへのリンクが貼ってあります．そちらに移動すると，無料で論文のフルテキストをダウンロードできる場合があります．

88002-919 JCOPY

2）J-STAGE

J-STAGE（科学技術情報発信・流通総合システム）は，国立研究開発法人科学技術振興機構（JST）が運営する電子論文を集めたウェブサイトです[10]．

医学系だけではなく，さまざまな分野の論文が収載されています．J-STAGE の目的の1つが論文のオープンアクセス化であるため，多くの論文を無料でダウンロードして閲覧できます．

例えば，J-STAGE のトップページの検索ウィンドウに「歯周病」と入力し検索を実行してみましょう．「日本歯周病学会会誌」「日本口腔インプラント学会誌」「老年歯科医学」といった学会誌に掲載された論文がヒットしました．そのうちの多くは「フリー」と記載されており，無料で論文のフルテキストを PDF 形式でダウンロードできます．

J-STAGE で取り扱っている資料一覧のうち，歯学分野に関連するジャーナルは 300 誌を超えます．少しでも内容が関連していれば歯学分野に分類されているようであり，「日本環境感染学会誌」や「日本温泉気候物理医学会雑誌」なども含まれていました．歯科医師が参加している主要な学会のジャーナルは概ね J-STAGE で取り扱われています．

3）メディカルオンライン

メディカルオンラインは，日本国内の学会・出版社発行の雑誌に掲載された医学・歯学・薬学といった医学関連分野の文献検索サービスです[11]．フルテキストのダウンロードは有料であり，法人または個人の会員登録が必要です．

4）CiNii

CiNii（NII 学術情報ナビゲータ［サイニィ］）は，和文論文だけでなく，大学図書館の蔵書，日本の博士論文も検索できるデータベース・サービスです[12]．

無料のサービスであり，誰でも利用できます．和文論文には，学会誌収載論文だけでなく，大学紀要なども含まれます．学会誌の論文は無料公開しているものは少ないものの，大学紀要や博士論文はたいて

い無料で閲覧可能です.

　医中誌 Web で論文を検索すると，それぞれの論文に，J-STAGE，メディカルオンライン，CiNii へのリンクが貼られていることがあります. 文献検索は医中誌 Web で行うことを第一選択とし，医中誌 Web に貼られているリンクをたどって J-STAGE，メディカルオンライン，CiNii に移動し，論文のフルテキストをダウンロードする，という手順が最も効率的でしょう.

2 PubMed

　英語が苦手であり英文論文を読むことなど到底できない，とお考えの読者がいるかもしれません. しかしながら，最新のエビデンスを知るうえで英文論文を読むことを避けては通れないでしょう. 英文論文の読み方は第4章で解説します. まずは英文論文の検索方法について解説します.

1) PubMed とは

　英文論文を検索するには PubMed (パブメド) [13] を利用するのが最も良いでしょう.

　PubMed とは米国国立医学図書館 (National Library of Medicine, NLM) が作成する医学分野の代表的な文献情報データベースです. 世界70ヵ国以上の5,000誌を超すジャーナルに掲載された医学系の文献を検索できます. PubMed は無料で利用でき，アブストラクトも無料で閲覧できます. フルテキストについては，オープンアクセスジャーナルの場合は無料でダウンロードできます. それ以外のジャーナルは，基本的にフルテキストのダウンロードは有料です. 大学や病院などの機関単位で各ジャーナルと契約している場合は，その機関に所属する研究者や医療従事者は無料でフルテキストをダウンロードできます.

88002-919 JCOPY

2) PubMed の使い方の基本

　PubMed の使い方の基本を，具体例を用いて解説します．例えば，歯周病と認知症の関連についての英文論文を検索したいとします．

　歯周病の英語は "periodontitis"，認知症の英語は "dementia" です．PubMed のトップページ（図 2-3）を開いて，検索ウインドウの左下にある "Advanced" をクリックすると，"PubMed Advanced Search Builder" に移動します（図 2-4）．"Query box" に以下の検索式を入力し，"Search" をクリックします．

（periodontitis）AND（dementia）

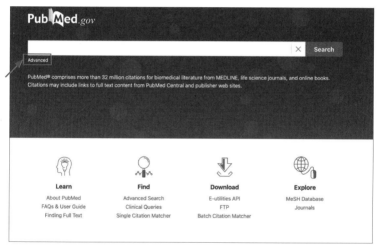

図 2-3　PubMed のトップページ [13]

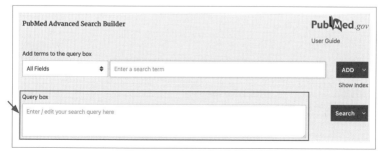

図 2-4　PubMed Advanced Search Builder

286件（2021年8月時点）が検索で見つかりました（図 2-5）．画面右上に "Display options" があり，表示形式，Sort（日付順や Best match の順など），表示する論文数などを設定できます．

論文は，タイトル，著者，ジャーナル名，掲載日，DOI，PMID が記載されています．DOI は Digital Object Identifier と呼ばれるコードであり，ウェブサイト上の電子文献と一対一に対応しています．

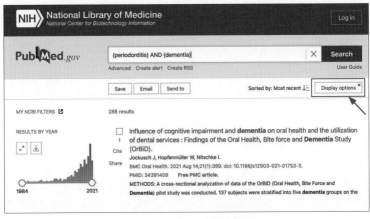

図 2-5　PubMed 検索画面

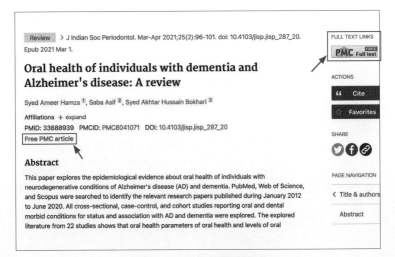

図 2-6　論文の選択画面

88002-919 JCOPY

PMID は PubMed 収載された各論文にふられた論文識別コードです.

　論文のリストに "Oral health of individuals with dementia and Alzheimer's disease：A review" というタイトルがあるので，そのタイトルをクリックすると，論文の Abstract が表示されます（図 2-6）.

　論文によっては Free PMC article と表示されている場合があります．論文の選択画面の右側にサイドバーがあり，FULL TEXT LINKS の直下に PMC free full text のバナーがあります．このバナーをクリックすると，無料のフルテキストを閲覧・ダウンロードできます.

Column オープンアクセス

　オープンアクセスとは，無償で誰でも論文を閲覧できるシステムです．ひと昔前は，研究者の論文掲載は無料であり，読者がジャーナルの購読料（subscription fee）を支払うシステムが一般的でした．しかしながら，それでは読者数の向上を望めず，せっかくの論文があまり読まれず，エビデンスの普及も進みません．そのため近年は，オープンアクセスの採用が急速に広がっています．従来の購読システムと異なり，研究者が論文掲載料（article processing charge, APC）を支払い，読者が無料でフルテキストを閲覧できるシステムです.

　オープンアクセスの導入によって，研究者だけでなく一般の臨床家も論文のフルテキストにリーチしやすくなる点は大変すばらしいことです．しかしながら，オープンアクセスジャーナルの台頭により，別の問題も生じています.新興のオープンアクセスジャーナルの中には，学術振興よりはむしろ営利を目的として，形ばかりの査読によって質の低い論文を多数掲載し APC による収入を得ようとする，いわゆる「ハゲタカジャーナル（predatory journal）」が多数出現しています．研究者に対しては，ハゲタカジャーナルには投稿しないように注意が促される事態にもなっています.

　また，オープンアクセスジャーナルは，インパクトファクター（impact factor）が高くなる傾向があります．インパクトファクターとは学術誌に付与される 1 つの評価指標であり，ジャーナルに掲載された論文の被引用数をベースに算出されます．オープンアクセス

ジャーナルの掲載論文は入手可能性が高く，必然的に引用される機会
も増えます．結果として，オープンアクセスではないジャーナルと比
較するとインパクトファクターが高めになりがちです．そのため，イ
ンパクトファクターによってジャーナルの優劣を判断することは，あ
まり妥当ではないと考えられるようになってきました．
　上記のようなオープンアクセスジャーナルの功罪についてよく理解
し，上手く利用することが大切でしょう．

3) PubMed Single Citation Matcher

　上司や同僚から特定の論文を紹介してもらうケースもあるでしょ
う．あるいは，今読んでいる論文の引用文献を孫引きしたいケースも
あるでしょう．PubMed の場合は PMID の情報があればすぐに検索
できます．

　PMID や DOI の情報がない場合に，特定の論文を引き当てるには，
PubMed Single Citation Matcher が便利です．ジャーナル名，発表
年，タイトル，著者名などを入力して検索できます（図 2-7）．

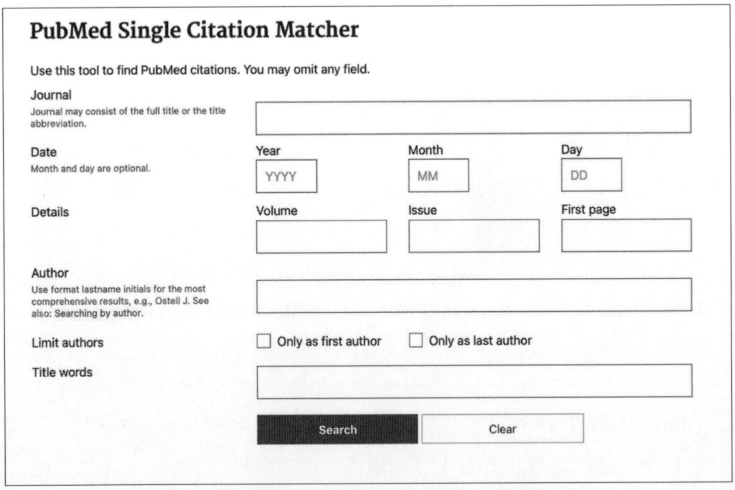

図 2-7　PubMed Single Citation Matcher

88002-919 JCOPY

4）MeSH term を利用した検索

例えば，「歯周病に対する局所抗菌薬の使用」について疑問に思い，関連する論文を検索するとします．歯周病の英語は periodontitis や periodontal disease が一般的です．抗菌薬は，antimicrobial drug（agent），antibacterial drug（agent），antibiotics などです．

これらのフリータームすべてを OR や AND で繋げていくのは大変です．そこで，MeSH term を利用しましょう．MeSH とは Medical Subject Headings の略です．PubMed で使用されている用語集であり，さまざまな用語のバリエーションが1つの用語として統一されています．MeSH term で検索をすると，「文字」の検索ではなく「意味」で検索することができます．

MeSH Database は，PubMed のトップ画面からアクセスできます（図 2-8）．MeSH Database から，Periodontal Diseases という用語で検索します．図 2-9 は，Periodontal Diseases の MeSH term を示します．

MeSH は大きな概念から小さな概念へと枝分かれする構造になっています．Diseases Category（疾患カテゴリ）の中に消化器系疾患からさらに口の疾患に分類され，その下に Periodontal Diseases が分類さ

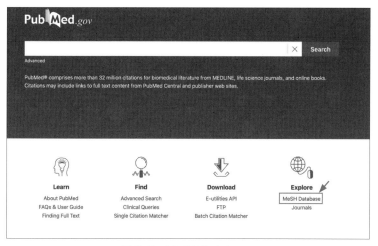

図 2-8　MeSH Database

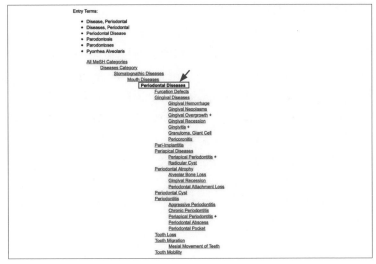

Entry Terms:

- Disease, Periodontal
- Diseases, Periodontal
- Periodontal Disease
- Parodontosis
- Parodontoses
- Pyorrhea Alveolaris

All MeSH Categories
  Diseases Category
    Stomatognathic Diseases
      Mouth Diseases
        Periodontal Diseases
          Furcation Defects
          Gingival Diseases
            Gingival Hemorrhage
            Gingival Neoplasms
            Gingival Overgrowth +
            Gingival Recession
            Gingivitis +
            Granuloma, Giant Cell
            Pericoronitis
          Peri-Implantitis
          Periapical Diseases
            Periapical Periodontitis +
            Radicular Cyst
          Periodontal Atrophy
            Alveolar Bone Loss
            Gingival Recession
            Periodontal Attachment Loss
          Periodontal Cyst
          Periodontitis
            Aggressive Periodontitis
            Chronic Periodontitis
            Periapical Periodontitis +
            Periodontal Abscess
            Periodontal Pocket
        Tooth Loss
        Tooth Migration
          Mesial Movement of Teeth
        Tooth Mobility

図 2-9　Periodontal Diseases の MeSH term

れています．Periodontal Diseases の下にもたくさんの疾患があります．

- Furcation Defects　（根分岐部病変）
- Gingival Diseases　（歯肉の病変）
- Peri-Implantitis　（インプラント周囲炎）
- Periapical Diseases　（根尖性歯周炎）
- Periodontitis　（歯周炎）

これらの構造から，Periodontal Diseases は歯肉に関連するすべての病変を含有する MeSH term であり，今知りたい「歯周病」の直接的な MeSH term は Periodontitis であることがわかりました．

同様に antimicrobial drug（抗菌薬）について検索をすると，Anti-Infective Agents（抗感染薬）という MeSH term にまとまっていることがわかりました．

Anti-Infective Agents の下の段階は 7 種類に分かれています．

- Anti-Bacterial Agents　（抗菌薬）
- Anti-Infective Agents, Local　（抗感染薬，局所）
- Anti-Infective Agents, Urinary　（抗感染薬，泌尿器）
- Antifungal Agents　（抗真菌薬）

88002-919 JCOPY

- Antiparasitific Agents （抗寄生虫薬）
- Antiviral Agents （抗ウイルス薬）
- Disinfectants （消毒薬）

　局所抗菌薬の効果について調べたいのですが，Anti-Bacterial Agents（抗菌薬）と Anti-Infective Agents, Local（抗感染薬，局所）の両方に調べたい範囲がまたがっています．そのため，上位の MeSH term である Anti-Infective Agents で検索することにします．
　そこで，トップページで以下の検索式を用いて検索します．

Periodontitis [Mesh] AND "Anti-Infective Agents" [Mesh]

　ちなみに複数の単語を連続した順番で検索するには，フレーズを" "で囲います．検索語の後に［Mesh］を付けることにより，MeSH term で検索されます．
　この検索により 2,886 編の論文がヒットしました．この数ではすべてを閲覧するには多すぎます．そこで次に，MeSH Subheading を用いてみましょう．

5) MeSH Subheading の活用
　MeSH term には多数の Subheadings が付随しています．Periodontitis［Mesh］には 42 個の Subheading があります．その中に，drug therapy（薬物治療）という項目があるので，チェックを入れます．
　次に，Subheadings の下にある "Restrict to MeSH Major Topic." というチェックボックスにチェックを入れます．Restrict to MeSH Major Topic. は，MeSH term がメインに研究されている研究に絞りたい場合に選択します．
　チェックした後に，右上の Add to search builder を押すと，以下のような検索式が表示されます．

"Periodontitis/drug therapy" [Majr]

同様に，抗菌薬の検索でも Restrict to MeSH Major Topic にチェックを入れ，メイントピックの論文のみに限定します．

"Anti-Infective Agents" [Majr]

次に，PubMed Advanced Search Builder に移動し，Query Box に以下の検索式を入力します．

("Periodontitis/drug therapy" [Majr]) AND ("Anti-Infective Agents" [Majr])

Search をクリックして検索しましょう．790 編がヒットしました．
さらに絞り込み検索を行いましょう．検索結果画面の左側の列にある ARTICLE TYPE を Systematic Review に限定します．結果は 40 編でした．上から順にタイトルをチェックし，読みたい論文を選別します．
　今回読みたいテーマに関連している可能性がある論文の 1 例を下記に挙げます．

Case 慢性歯周炎がある喫煙者に対する局所的または全身的な抗菌薬の効果 [14]

　このシステマティックレビューの目的は，慢性歯周炎を有する喫煙者に対して，局所的または全身的な抗菌薬の使用が歯周炎の状態を改善するかどうかを評価することです．
　慢性歯周炎の喫煙者（1 日 10 本以上，12ヵ月以上）に対して，スケーリング・ルートプレーニングを単独で行った場合と，局所的または全身的な抗菌薬を併用した場合の治療効果について報告している RCT の論文が選択されました．評価する項目はプロービング・デプスとクリニカル・アタッチメント・レベルの平均差です．

88002-919 **JCOPY**

Patients	慢性歯周炎の喫煙者（1日10本以上，12ヵ月以上）
Intervention	局所的または全身的な抗菌薬とスケーリング・ルートプレーニングの併用
Control	スケーリング・ルートプレーニング
Outcome	歯周病の改善（プロービング・デプスとクリニカル・アタッチメント・レベル）

　7件のRCTの論文がシステマティックレビューの対象となりました．局所的抗菌薬を投与した人たちは，ベースラインのプロービング・デプスが5mm以上の部位で，プロービング・デプスが0.81mm減少し（P = 0.01），クリニカル・アタッチメント・レベルが0.91mm増加しました（P = 0.01）．

　ちなみに，局所的抗菌薬とはアジスロマイシン，クラリスロマイシン，ドキシサイクリン，メトロニダゾールであり，日本で主に使われているミノサイクリンは含まれていませんでした．日本と海外での治療では使用されている抗菌薬が異なっているようです．

　MeSH termの活用は大変便利ですが，いくつか欠点もあります．論文にMeSH termを付与しているのも人ですので，ときおり誤ったMeSH termが付与されることがあります．また，最新の論文にはMeSH termが付与されていません．MeSH termのみに頼ることは，論文の網羅的検索には向いていません．

6）その他の検索タグ

　PubMedではMeSH term以外にもさまざまな検索タグが存在します（表2-4）．

表2-4　PubMedの検索タグ

検索タグ	検索内容
au（著者名）	著者名で検索
ta（収載誌名）	収載誌名で検索
la（言語）	言語で検索
ti（タイトル）	タイトルに検索語があるか検索
tiab（タイトル・アブストラクト）	タイトルとアブストラクトに検索語があるか検索

医中誌 Web と PubMed の検索タグは似ているものが多くあります. 検索タグを利用することで目的の論文を見つけやすくなります.

さて，ここまでは英文論文の検索のコツをお示ししました.

可能な限り読みたいテーマの論文に絞ることができるように，最初はかなり範囲を絞って検索を行うのが良いでしょう. 検索された論文タイトルや抄録を読み，読みたい論文がなかった場合には，さらに広い範囲で検索しなおすことをお勧めします. 読みたい論文を 1 本見つけられれば，その後は孫引き（読んだ論文の引用文献を探すこと）でさらに関連するテーマの論文を検索することもできます.

3 Google Scholar

Google Scholar [15) という論文検索サービスがあります. 学術専門誌だけでなく書籍やウェブ上で閲覧可能な資料など，さまざまな学術資料を検索できます. 日本語と英語の両方で検索できます. Google Scholar から無料で論文を読めるサイトにリンクが貼られていることもあります.

このように，Google Scholar の利点は検索の網羅性にあるといえるでしょう. PubMed 等の検索エンジンでヒットしない場合は，Google Scholar で網羅的に検索を試みてもよいでしょう.

4 ジャーナルの紹介

1）4 大ジャーナル

検索エンジンでヒットした論文が膨大な数になってしまうと，どの論文を優先して読むのか迷うと思います.

1 つの方法として，ジャーナルの名前で選ぶとよいでしょう. 評価が高いジャーナルに掲載されている論文は質が高い可能性があるので，論文選択の 1 つの目安になります.

下記は，医科の 4 大ジャーナルです. 参考までに，カッコ内は

2020 年度インパクトファクターを示します.

New England journal of medicine, NEJM(91.2)

The Lancet(79.3)

Journal of the American Medical Association, JAMA(56.3)

British Medical Journal, BMJ(39.9)

これらは総合誌と呼ばれ，医学系の分野を問わずに掲載されるジャーナルです．総合誌に対しては専門誌があります．がん，循環器系といった分野を限定したジャーナルです．

4 大ジャーナルに掲載される論文には社会的なインパクトが大きいものも多数あります．歯科系の論文が掲載されることも稀にあります．少し古いですが，歯科系論文で 4 大ジャーナルに掲載された論文を 2 編紹介します．

Case1 受動喫煙と子どものう蝕の関連 [16)]

本研究は神戸市の子どもの 4 ヵ月健診，9 ヵ月健診，1 歳半児健診と 3 歳児健診のデータを利用した後向きコホート研究であり，2015 年に BMJ に掲載されました．受動喫煙と子どものう蝕の関連について調べられました．約 7.7 万人の子どもを対象として，生後 4 ヵ月時点の受動喫煙状況を「受動喫煙なし」「家族が喫煙をしている」「家族が子どもの前で喫煙をしている」の 3 群に分けて，1 歳半児健診時および 3 歳児健診時における子どものう蝕の発生を比較しました．

Patients	神戸市の 1 歳半児健診，3 歳児健診の受診者
Exposure	生後 4 ヵ月時点の受動喫煙あり
Control	生後 4 ヵ月時点の受動喫煙なし
Outcome	1 歳半児健診，3 歳児健診でのう蝕の発生

受動喫煙がない子どもと比較し，家族が喫煙していた子どものう蝕の発生のハザード比は 1.46（95 ％信頼区間 1.40 ～ 1.52），子どもの目の前で喫煙していた場合のう蝕のハザード比は 2.14（1.99～2.29）であり，生後 4 ヵ月時点の受動喫煙と 1 歳半，3 歳の時のう蝕発生には関連が認められました（ハザード比は第 5 章参照）．

Case2 未治療の歯周病がある糖尿病患者に対する歯周病治療の HbA1c への効果 [17]

　アメリカの複数の大学病院や歯科クリニックで行われた RCT の論文であり，JAMA に 2013 年に掲載されました．対象は血糖降下薬を服用しており HbA1c が 7 〜 9 ％で安定しており，かつ未治療の歯周病がある糖尿病患者です．ランダムに歯周病治療（歯周外科手術は除く）を 3 〜 6 ヵ月行う群と，未治療のままの群に割り付けられました．

Patients	血糖降下薬を服用して HbA1c が 7 〜 9％で安定しており，かつ未治療の歯周病がある糖尿病患者
Exposure	歯周病治療（歯周外科手術は除く）を 3 〜 6 ヵ月行う
Control	未治療のまま
Outcome	HbA1c の改善，歯周病の改善

　6 ヵ月後の HbA1c の値の群間差は − 0.05 ％であり，治療群が低かったものの，統計学的に有意な差は認められませんでした．歯周病については治療群で統計学的に有意に高い改善効果が認められました．

　ちなみにこのテーマについてはその後もさまざまな研究が行われており，最新のシステマティックレビューによると「歯周病の治療を行うと HbA1c は 0.56 ％減少する」となっています [18]．

　この 2 つの研究のように歯科と全身状態の関係を示したり，定説を覆したりするようなインパクトがある研究が 4 大ジャーナルに掲載されています．今後も 4 大ジャーナルに歯科関連論文が掲載された場合には要チェックです．

2) 歯科のジャーナル

　歯科分野のジャーナルにも総合誌と専門誌が存在します．総合誌は *Journal of Dental Research*（インパクトファクター 6.1）と *Journal of Dentistry*（4.4）があります．*Journal of Dental Research* は 1919 年に国際歯科研究学会および米国歯科研究学会から刊行された歴史あるジャーナルです．*Journal of Dentistry* は 1950 年に刊行された歯科保存学のジャーナルですが，歯科分野の論文を広く取り扱っています．他

88002-919 **JCOPY**

にも *JADA*（*The Journal of the American Dental Association*）（3.6）も歯科の広い分野の内容を扱っています．

　専門誌では，*Journal of Clinical Periodontology* という歯周病学のジャーナルがインパクトファクター8.7と歯科分野のジャーナルで最も高くなっています．歯科理工学・材料学の専門誌では *Dental Materials*（5.3），根管治療では *International Endodontic Journal*（5.3），口腔外科では *Oral Oncology*（5.3），歯科補綴分野では *Journal of Prosthondonic Research*（4.6）といった，それぞれの専門のジャーナルが多数あります．

　歯科の専門的な論文は，医科系の総合誌ではなく，歯科系の総合誌に掲載されることが多くなっています．世界的な歯科の潮流を知るためには，歯科総合誌や自分の専門のジャーナルに掲載された論文の内容を可能な限りキャッチアップしておくことが大事でしょう．ここで，*Journal of Dental Research* の Most cited（最もよく引用されている）に掲載されていた論文を1編紹介します．

Case 12％と38％のフッ化ジアンミン銀の治療効果 [19]

　本研究は香港で行われた RCT であり，12％と38％のフッ化ジアンミン銀の治療効果が検討されました．乳歯に1ヵ所のう窩が認められた3～4才の小児が対象です．最初のフッ化ジアンミン銀の塗布を12％か38％かで2群に割り付け，30ヵ月を観察期間として追跡しました．

Patients	乳歯に1ヵ所のう窩が認められた3～4才の小児
Exposure	38％のフッ化ジアンミン銀の塗布
Control	12％のフッ化ジアンミン銀の塗布
Outcome	う蝕の進行

　結果としては，38％フッ化ジアンミン銀塗布群が12％フッ化ジアンミン銀塗布群と比較して2倍程度，う蝕の進行が止められていました．塗布の頻度は全体では統計学的に有意な差は認められなかったものの，もともと口腔内のプラークが多い小児に対しては，頻度が多い群のほうがう蝕の進行が抑制されていました．

　日本においては38％フッ化ジアンミン銀のみ使用されていますが，他国ではさまざまな濃度のフッ化ジアンミン銀が使われています．「12％

と 38 ％のどちらが良いか？」という臨床上の疑問に対して，この研究は明確な回答を示しています．研究結果は日本における標準治療の妥当性を裏付けたものといえるでしょう．

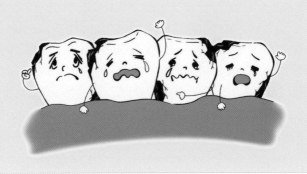

3) インパクトファクター

　ここで改めて，インパクトファクターについて解説します．インパクトファクターは，Web of Science 収録ジャーナルの評価の目安となる数値であり，Journal Citation Reports（JCR）が毎年提供しています．Web of Science とは，世界最大規模のオンライン学術論文の引用データベースです．出版社から独立しているため，信頼性が高く，世界中のさまざまな論文を収集し，文献の引用情報について集計しています．

　インパクトファクターは，「過去 2 年間にそのジャーナルに掲載された論文の 1 年の被引用回数」を「過去 2 年間にそのジャーナルに掲載された論文数合計」で除することにより算出されます．

　インパクトファクターにはさまざまな誤解と批判があります．インパクトファクターとは上記のように論文の引用数によるジャーナルの影響度を測るものであって，掲載された論文や個人・機関への質の評価指標とするには適しません．また，分野が異なるジャーナル間の比較や，オープンアクセスジャーナルとそれ以外のジャーナルの比較に用いることもできないでしょう．インパクトファクターはさまざまな要因で容易に上下します．特に，引用されやすい論文（学会のガイドラインやチェックリスト等）の掲載があると，インパクトファクター

88002-919 JCOPY

は急に上がる可能性があります.

それにもかかわらず, インパクトファクターの高さが掲載された論文の価値であるかのように扱われてきました. 研究者の研究能力を判断するために, 研究者が執筆した論文が掲載されたジャーナルのインパクトファクターの合計点を評価指標にすることもあるようです[20].

こうしたインパクトファクターの誤用に対して, アメリカ細胞生物学会が中心となり, San Francisco Declaration on Research Assessment (研究評価に対するサンフランシスコ宣言) において「インパクトファクターを研究者個人の評価, 雇用に利用しないように」と表明されました. 2021 年 8 月現在, 148 ヵ国の 2,293 組織がサンフランシスコ宣言に賛同しています[21].

かつては, インパクトファクターを上げるため, 論文の著者に「セルフサイテーション」を促すジャーナルもありました. セルフサイテーションとは, 当該ジャーナルに過去に掲載された論文を意図的に引用することです. 最近は, セルフサイテーションの回数を除外して計算するインパクトファクターが主流になっています. それによって, ある年から急にインパクタファクターが低下したジャーナルや, インパクトファクターが取り消しになったジャーナルもあるようです.

インパクトファクターは, 同じ領域の専門誌同士の相対比較にはある程度役に立ちます. 自分にとって有用な論文を見つける 1 つの手段にすぎないと考えたほうがよいでしょう.

Column 原著論文以外の記事

ジャーナルには原著論文 (Original Article) 以外にも, さまざまな記事を掲載しています. Letter, Editorial, Study Profile, Brief Report/Short Communication などです. Letter は, すでに掲載された論文に対する読者からの批評などです. Editorial はジャーナルの編集者による執筆記事であり, 掲載論文に対するコメントであったり, 時事問題に対する編集者の意見表明 (新聞でいえば社説) であったりします. Brief Report/Short Communication とは, いわゆる短報です. 原著論文よりも少ない単語数で, 研究成果をまとめたもの

です．原著論文として投稿した場合でも，ジャーナルから短報への変更を求められることがあります．原著論文として掲載されるレベルには達していなくても，短報ならば掲載可能，という判断を編集者が行うことがあります．

📖 参考文献

1) https://minds.jcqhc.or.jp/s/manual_2020_3_0
2) https://minds.jcqhc.or.jp/
3) https://minds.jcqhc.or.jp/docs/minds/dental_caries/dental_caries.pdf
4) https://www.jads.jp/guideline/index.html
5) https://www.cochrane.org/ja/evidence
6) https://japan.cochrane.org/ja/
7) https://www.cochranelibrary.com/
8) Walsh T, Worthington HV, Glenny AM, et al.：Fluoride toothpastes of different concentrations for preventing dental caries. Cochrane Database Syst Rev 3(3)：CD007868, 2019
9) https://thesaurus.jamas.or.jp/
10) https://www.jstage.jst.go.jp/browse/-char/ja
11) https://www.medicalonline.jp/
12) https://ci.nii.ac.jp/
13) https://pubmed.ncbi.nlm.nih.gov
14) Chambrone L, Vargas M, Arboleda S, et al.：Efficacy of local and systemic antimicrobials in the non-surgical treatment of smokers with chronic periodontitis：a systematic review. J Periodontol 87(11)：1320-1332, 2016
15) https://scholar.google.com/
16) Tanaka S, Shinzawa M, Tokumasu S, et al.：Secondhand smoke and incidence of dental caries in deciduous teeth among children in Japan：population based retrospective cohort study. BMJ 351：h5397, 2015
17) Engebretson SP, Hyman LG, Michalowicz, et al.：The effect of nonsurgical periodontal therapy on hemoglobin A1c levels in persons with type 2 diabetes and chronic periodontitis：a randomized clinical trial. JAMA 310 (23)：2523-2532, 2013
18) Baeza M, Morales A, Cisterna C, et al.：Effect of periodontal treatment in patients with periodontitis and diabetes：systematic review and meta-analysis. J Appl Oral Sci 28：e20190248, 2020
19) Fung MHT, Duangthip D, Wong MCM, et al.：Randomized clinical trial of 12% and 38% silver diamine fluoride treatment. J Dent Res 97(2)：171-178, 2018
20) 逸村　裕，池内有為：インパクトファクターの功罪－科学者社会に与えた影響とそこから生まれた歪み－．化学 68(12)：32-36, 2013
21) https://sfdora.org

88002-919 JCOPY

第3章
研究デザイン

1 バイアス

　本章では，臨床研究・疫学研究のデザインについて解説します．先に，研究デザインに際して考慮すべきバイアスについて解説します．論文の Methods（方法）には必ず研究デザインが記載されます．研究デザインやバイアスの概念を理解することにより，論文を読みやすくなるでしょう．

1 バイアスとは

　ある効果量や測定値が真の値からずれていることを，**誤差 (error)** と言います．誤差には，**偶然誤差 (random error)** と**系統的誤差 (systematic error)** があります．

　偶然誤差は偶然に発生した誤差のことです．例えば，ある人の収縮期血圧の「真の値」が 120 mmHg であるとします．その人に 3 回血圧測定したところ，122 mmHg，118 mmHg，120 mmHg となりました．このばらつきが偶然誤差です．

　系統的誤差とは，何らかの偏りがある誤差のことです．例えば，別の血圧計で測ると，血圧が 130 mmHg，125 mmHg，135 mmHg となりました．これは，血圧計がなんらかの理由で高めの血圧を示すようになっているからであり，このような誤差を系統的誤差と呼びます．

　系統的誤差は**バイアス (bias)** とも言われます．臨床論文や疫学論文では，得られた結果について，さまざまなバイアスの存在の可能性について必ず論じられます．また，そのバイアスを制御するために実施された研究デザイン上の工夫や統計的手法についても言及されます．なぜなら，バイアスがまったく存在しない研究は存在しないからです [1]．

88002-919 JCOPY

バイアスは研究のさまざまな段階で発生し，選択バイアス，情報バイアス，交絡バイアスに大別されます[2, 3]．本書では特に注意すべき重要なバイアスのみに絞って解説します．

2 選択バイアス

選択バイアス (selection bias) とは，実際に研究に参加した集団と，ターゲットにしている集団（本来調べたい集団）に差異があることにより生じるバイアスです．

選択バイアスの中にも複数のタイプがあります．

1) 対象集団を誤っている場合

①自己選択バイアス (self-selection bias)

例えば，A 町における高齢者の口腔衛生の状況を調査したいとします．しかし，高齢者全員のデータを取得することはたいてい困難です．そこで，地域の歯科検診に訪れた高齢者だけを対象にしたとします．

この場合，「歯科検診に来た A 町の高齢者」の標本 (sample) は，「A 町の高齢者」の母集団 (population) を代表していません．歯科検診の受診者は非受診者よりも健康に関心が高く，相対的により健康な人が多い傾向があります．このような選択バイアスを自己選択バイアスと言います．

②健康労働者バイアス (healthy worker bias)

労働者を対象とする研究において，対照を一般集団とすることにより生じるバイアスです．労働者集団は，一般集団と比べて健康です．なぜならば，健康であるからこそ労働を継続できるからです．一般集団には非労働者・退職者などがより多く存在します．

③有病者 - 罹患者バイアス (prevalence-incidence bias)

ネイマンバイアス (Neyman's bias) ともいいます．研究対象であ

る疾患を長期間有する患者を症例として選択した場合，罹患直後に治癒または死亡した患者は症例に含まれません．そのため，症例群が当該疾患の患者集団を代表しないことによって起こるバイアスです．

2) 研究参加者のサンプリング方法を誤っている場合

代表的なものとして，インターネット調査が挙げられます．インターネットで研究参加者を募った場合，若年者が多くなり，中高年者ではインターネット・リテラシーが高い集団（比較的高学歴・高収入の集団）が参加しやすくなります．すなわち中高年者に強い選択バイアスが存在する可能性があります．

3) 観察期間中の脱落 (loss to follow up)

研究開始後に転居や追跡不可能などによって脱落する参加者の背景が，比較する群間で異なる場合に生じるバイアスです．例えばある治療の有効性を検証する前向き研究では，治療の副作用によって患者が脱落することがあります．脱落患者を分析から除外すると，治療群には良い結果が得られた患者のみが残り，効果が過大に評価されます．

3 情報バイアス

情報バイアス (information bias) とは，研究に参加した対象者から情報を得る段階で生じるバイアスの総称です．曝露またはアウトカム，あるいはその両方が正しく測定されなかった場合に生じます．

1) 誤分類バイアス

誤分類バイアス (misclassification bias) は，曝露やアウトカムを検出する方法の感度 (sensitivity) や特異度 (specificity) が低い場合に生じる情報バイアスです．曝露された患者が非曝露群に分類されたり，アウトカムの発生した患者が発生しなかった群に分類されたり，あるいはそれらの逆のケースもあります．

誤分類バイアスには「差異的な」場合と「非差異的な」場合があります．

88002-919 JCOPY

差異的誤分類 (differential misclassification) は，曝露またはアウトカムが他の要因と関連して誤分類されることを指します．後述する思い出しバイアスは差異的誤分類の一種です．

非差異的誤分類 (non-differential misclassification) は，曝露またはアウトカムが比較するグループによらずにランダムに誤分類されることを指します．例えば，ある地域で，男女で歯周炎の有病率が異なるかを調べたいとします．レセプトデータベースによる研究では，「歯周炎」という病名がついていたとして，必ずしも歯周炎があるとは限りません．オルソパントモグラフィを撮影した際にレセプト病名として「歯周炎」と入力されることがあるからです．また，歯周炎がある患者に必ずしも「歯周炎」の病名がつくとも限りません．これらの誤分類は比較するグループ（男女）によらずランダムに発生するので，非差異的誤分類です．

2) 評価者バイアス

評価者バイアス (assesor bias または observer bias) は，機器を用いた測定や対象者への問診の担当者が複数いる場合などにおいて，測定値や問診結果にばらつきが生じるバイアスです．例えば，異なる歯科医師2名が歯周ポケットを測定すると，測定値にばらつきが生じます．一方の歯科医師は歯周ポケットを浅めに読み取る傾向があり，もう一方の歯科医師は深めに読み取る傾向がある，といった事態は容易に想定されます．評価者バイアスを防ぐための手段として，測定や評価の方法を標準化する必要があります．

3) 思い出しバイアス

思い出しバイアス (recall bias) は，後向き研究において，対象患者に過去の病歴などについて聴取した際，患者のあいまいな記憶や勘違いが原因となる場合，もしくは何らかのイベントが発生した患者ではそうでない患者に比べてイベントと関連する事柄を思い出しやすい場合に生じるバイアスです．

例えば，唇顎口蓋裂がある子どもを出産した母親と唇顎口蓋裂がな

い子どもを出産した母親にそれぞれ，妊娠中の発熱の有無や服薬の有無があるかを聞いた場合，唇顎口蓋裂がある子どもを出産した母親のほうが，それらの事柄をより強く想起して返答する傾向がある可能性があります．その結果，妊娠中の発熱や服薬と唇顎口蓋裂との関連が認められやすくなります．

4) レポートバイアス

研究対象者にいくつかの質問をする場合，特定の質問には**レポートバイアス (reporting bias)** が発生しやすいと言われています．先行研究によると，体重についての質問に対して，男性では平均 0.2 kg，女性では平均 0.6kg，実際よりも過小に申告されていました[4]．また，男女ともに，肥満者は過小に申告し，低体重者は過大に申告する傾向がありました．年齢階級別にみると，65 歳未満で過小申告されていました．飲酒量について質問した場合にも同様に，飲酒量が多い人は過少申告するという報告もあります．

4 交絡バイアス

曝露とアウトカムの両方に関連する要因を**交絡因子 (confounding factor)** といいます（図 3-1）．交絡因子があることで生じるバイアスを**交絡バイアス (confounding bias)**，あるいは単に**交絡 (confounding)** といいます．

例えば「3 歳までにフッ化物の歯面塗布を受けたこと」と「偏差値が高い大学に入ること」との間には関連があるでしょうか．直感的に考えると，このような関連はありえないでしょう．しかし実際にデータを収集し分析すると，これら 2 つの要因の見かけ上の関連が認められることがあります．

これは，社会経済状況 (socioeconomic status, SES) が交絡因子となることによって起こる交絡バイアスによる見せかけの関連であり，真の関連ではありません．収入や学歴が高い親は，子どもの健康に関する投資を積極的に行う傾向があるかもしれません．そのため，子は 3

88002-919 JCOPY

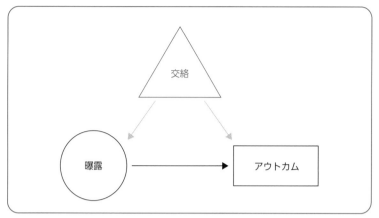

図 3-1　交絡因子

歳までにフッ化物の歯面塗布を受ける機会が増えるかもしれません．さらに，収入や学歴が高い親は，子どもの教育に関する投資を積極的に行う傾向があるかもしれません．そのため，子は偏差値が高い大学に入る確率が高くなる可能性があります．つまり「親の収入や学歴が高いこと」は，「3歳までにフッ化物の歯面塗布を受けたこと」と「偏差値が高い大学に入ること」の両方と関連する交絡因子です．

　交絡因子がまったく存在しない臨床研究はありません．真の効果を推定するためには，潜在的な交絡因子を同定し，研究デザインや統計解析によりその影響を制御する必要があります．交絡をデザインの段階で制御する方法として，ランダム化が挙げられます．交絡を統計解析の段階で制御する方法には，層別解析，多変量回帰分析，傾向スコア分析などがあります．

　臨床研究や疫学研究の研究デザインは，**図3-2**のように分類されます．まず**介入研究**(interventional study)と**観察研究**(observational study)に大別されます．介入研究は**ランダム化比較試験**(randomized controlled trial, RCT)と**非ランダム化比較試験**(non-randomized controlled trial, non-RCT)に分けられます．観察研究は，比較対照がある**分析的観察研究**(analytic observational study)と，比較対照がない**記述的観察研究**(descriptive study)に分かれます．分析的観察研究は，時系列データのある縦断研究と時系列データがない横断研究に分かれます．縦断研究はさらにコホート研究と症例対照研究などに区分されます．本章では，RCT，コホート研究，症例対照研究，横断研究，記述的観察研究について解説します．

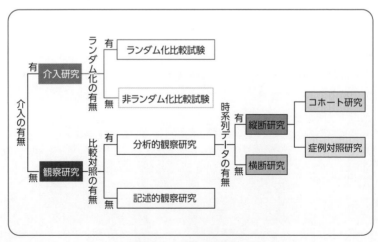

図 3-2　研究デザイン

88002-919 JCOPY

1 ランダム化比較試験

1) ランダム化比較試験とは

　ランダム化比較試験 (RCT) とは，薬や処置などの介入の効果を検証する際に，対象者をランダムに介入群と対照群に割り付ける試験です．対象者をランダムに割り付けることで，理論上は両群間で背景や交絡因子が均質化されます．そのため，介入の効果を推定する研究デザインのゴールド・スタンダード (gold standard) と言われます．他の研究デザインと比較して最も**内的妥当性 (internal validity)** の高い結果が得られる可能性が高く，エビデンスレベルが高いとされています．内的妥当性とは，研究の参加者に対して，「介入の効果」を正確に求めている度合いのことを言います．しかし，RCT であってもサンプル数が少なかったりランダム割り付けが不十分であったりすると，群間の背景や交絡因子の均質化に失敗し，妥当な結果が得られないことも多々あるため，過信は禁物です．

　以下に，歯科関連の RCT の論文を 2 編紹介します．

Case1 両側上顎小臼歯抜歯時のリドカインまたはアーティカインによる麻酔の効果と安全性 [5]

　本研究は，上顎小臼歯の歯科矯正による便宜抜歯の際の頬部歯肉の麻酔法として，1/10 万アドレナリン含有 2 ％リドカインと 1/10 万アドレナリン含有 4 ％アーティカイン (ヨーロッパ諸国で承認されている局所麻酔薬，日本では未承認) の効果と安全性を比較した RCT です．

　研究デザインは，二重盲検，クロスオーバーデザインの RCT です．対象者は矯正目的に両側の上顎小臼歯を抜歯する 15〜30 歳の健康者です．

Patients	矯正目的に両側上顎小臼歯を抜歯する 15〜30 歳の健康者
Intervention	1/10 万アドレナリン含有 2％リドカイン局所麻酔薬使用
Control	1/10 万アドレナリン含有 4％アーティカイン局所麻酔薬使用
Outcome	麻酔の効果，持続時間，有害事象 (手術中の不快感，心拍数・血圧)

アーティカイン群のほうがリドカイン群と比較して麻酔が早く効き，効果の持続時間も長いという結果が得られました．手術中の不快感や心拍数・血圧については両群間で有意な差は認められませんでした．結論として，アーティカインのほうがより効果的な歯科麻酔薬である，としています．

Case2 2 型糖尿病患者に対する歯周病治療の体系的効果 [6]

　本研究は，歯周病治療による 2 型糖尿病患者の血糖コントロール効果を検証した単施設研究です．研究期間は 12 ヵ月，研究デザインは評価者盲検の RCT です．対象者は，2 型糖尿病かつ中程度〜重度の歯周病を有し，15 本以上の歯がある患者です．体系的歯周病治療群，すなわち歯周外科と歯周病安定期治療 (supportive periodontal therapy, SPT) を行う群と，対照群，すなわち歯肉縁上のスケーリングと研磨のみを行う群の 2 群に 1：1 で割り付けられました．主要アウトカムは 12 ヵ月時点の HbA1c とされました．

Patients	2 型糖尿病，中程度〜重度の歯周病，15 本以上の歯がある患者
Intervention	体系的歯周病治療（歯周外科と SPT）
Control	歯肉縁上のスケーリングと研磨のみ
Outcome	12 ヵ月時点の HbA1c

　対象者は 264 人であり，ベースラインの HbA1c の平均値は両群とも8.1 ％でした．12 ヵ月後の HbA1c は体系的歯周病治療群が 7.8 ％，対

88002-919 JCOPY

照群が 8.3 ％であり，他の変数を調整したところ体系的歯周病治療群の
ほうが 0.6 ％低くなっていました.

　この研究から，日常的な口腔内評価や歯周病の治療が，血糖コントロー
ルに重要である可能性が示唆されました.

2) 盲検化

　盲検化とは，介入群と対照群のどちらに割り付けられたかわからな
いようにすることです．RCT では可能な限り被験者・医療者双方に
割り付けを知られないようにすべきです．医療者は被験者が介入群に
割り付けられたことがわかる場合，意識的にせよ無意識にせよ，その
被験者の結果がよくなる方向に導く可能性があります．また，被験者
本人も，介入群に割り付けられるとより健康状態に気をつかうといっ
た形で結果を修飾させる可能性があります.

　被験者と医療者の両者に割り付けを知らせない**二重盲検 (double-
blind)** がベストです．医薬品の臨床試験では，対照群に**プラセボ (偽
薬，placebo)** を投与するなどによって，二重盲検が可能です.

　前掲の **Case1** では，2 つの麻酔薬の比較であるため，被験者はど
ちらを投与されているかを体感で知ることはできません．また，麻酔
薬をシリンジに詰めてシリンジにラベリングする作業は他の者が行う
ことにより，医療者もどちらの麻酔薬を投与したかわからないように
することはできます．つまり **Case1** は二重盲検が可能なケースです.

　しかし，介入の内容によっては，医療者に割り付けを知られないよ
うにすることが難しいため，被験者にだけ割り付けを知らせない**単盲
検 (single-blind)** が行われることもあります．また，被験者も医療者
もともに盲検化が難しい場合は，測定や評価を行う担当者を盲検化し
ます.

　前掲の **Case2** では，体系的歯周病治療を実施する群としない群に
ランダムに割り付けた際，被験者も医療者も，どちらの群に割り付け
られたかわかってしまいます．そのため，被験者と治療をする歯科医
師以外の研究に関わる人たち (採血や血圧測定をする看護師，血清サン
プルを分析する臨床検査技師など) には，被験者がどちらの群なのかわ

からないようにされました.これを**評価者盲検**(investigator-masked)と言います.

　Case2 の主要アウトカムは HbA1c という客観的な指標ですので,その結果を操作することはできません.しかし,アウトカムが例えば「歯周ポケットの深さ」のような場合は,評価者によって操作できてしまう可能性があります.したがってそのような場合は,評価者盲検は不可欠と言えるでしょう.

　RCT の論文を読む際は,盲検化が適切に行われているかチェックすることが,RCT の質を評価するうえで重要となります.

3) 並行群間デザインとクロスオーバーデザイン

　RCT は**並行群間デザイン** (parallel-group design) が一般的です.その他に,**クロスオーバーデザイン** (crossover design) もあります.

　並行群間デザインとは,ランダム割り付けした後,介入群と対照群を同時期に観察し,アウトカムの評価をする方法です.

　クロスオーバーデザインとは,各被験者が両方の群に時間をおいて割り付けられるようにするデザインです.2つの介入を比較する場合,ある一定期間は一方の介入を受け,休息期間 (wash out period) をお

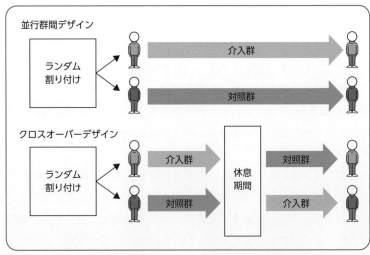

図 3-3　並行群間デザインとクロスオーバーデザイン

88002-919 JCOPY

いた後にもう一方の介入を受けるというものです（図3-3）．このデザインの利点として，患者の背景が両群でまったく同じになることが挙げられます．また，並行群間デザインにおいて対照群が治療を受けられないという倫理上の問題も，クロスオーバーデザインではクリアできます．

前掲の Case1 では，クロスオーバーデザインが用いられています．矯正目的の小臼歯抜歯であるため，両側を抜歯します．そのため，片方の歯はリドカイン麻酔で抜歯し，日を変えて，もう片方の歯はアーティカイン麻酔で抜歯しています．各被験者が2つの介入を受けており，両群間の背景は完全に一致するため，とても良質なデザインのRCT です．クロスオーバーデザインの限界として，最初の治療の効果を持ち越す可能性がある場合は実施できないことが挙げられます．前掲の Case2 ではクロスオーバーデザインは不可能です．なぜならば，体系的歯周病治療を受けた群の歯周病の状態は改善していることが多く，休息期間をおいたとしてもそれが完全に最初の状態に戻るとは考えにくいからです．

4) 施設数

RCT は，**多施設 (multicenter)** または**単施設 (single center)** で実施されます．前掲の Case2 は単施設研究です．一般的には，多施設のほうが単施設よりも多様なデータを得ることができるため，**一般化可能性 (generalizability)** が高くなると考えられています．一般化可能性とは，研究の結果が今回の対象者だけでなく，母集団（当該対象疾患の患者全体）でも同様の結果が得られる可能性のことです．一般化可能性を完全に満たす研究はなく，ほぼすべての研究において限界になります．日本で行われた研究であれば，日本に住む被験者だけを対象にしている時点で，他の国々に対する一般化可能性は低くなってしまいます．

5) 割り付けの方法

割り付けの方法にもさまざまあります．**単純ランダム化 (simple**

randomization) は対象全体をランダム割り付けする方法です. **層別ランダム化 (stratified randomization)** は特定の要因について対象を層別化し, それぞれの層で割り付けを行うことであり, 当該要因について群間でバランスを取ることができます.

クラスターランダム化 (cluster randomization) は, 個人ではなくクリニック単位や地域単位でランダム化する方法です.

6) RCT の統計解析

被験者の中には, 対照群に割り付けられたにもかかわらず, 研究の途中に自己判断で介入群が受けるべき治療やケアを別の医療機関で受けてしまうことがあります. このような現象を**コンタミネーション (contamination)** と言います. 特に, 個人の行動で介入群と対照群を行き来できてしまうような設定 (介入の内容が検診の受診, 健康的な食事の摂取, 運動プログラムなど) の場合は, コンタミネーションが起こりやすくなります.

また, 観察期間の途中で追跡ができなくなることも, 実際の RCT ではよくあります. これは**脱落 (attrition)** と呼ばれ, 選択バイアスが発生する可能性があります.

コンタミネーション・脱落した被験者たちをどちらの群として扱うかによって, いくつかの解析方法があります (図 3-4).

① Intension-to-treat (ITT) 解析

ITT 解析は, コンタミネーションを起こした被験者を当初に割り付けられた群のまま解析する方法です. **図 3-4** において, 当初は対照群に割り付けられたにもかかわらず, 観察期間中に介入群と同じ治療を受けた被験者は, 当初に割り付けられた群である対照群の中に組み入れて解析することになります.

② Per Protocol 解析

Per Protocol 解析は, コンタミネーションを起こした被験者を解析対象から外し, プロトコールを遵守した被験者のみを対象とする解析

88002-919 JCOPY

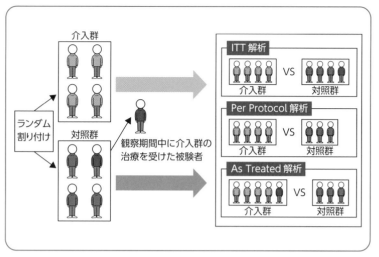

図 3-4　ITT 解析，Per Protocol 解析，As Treated 解析

です．図 3-4 において，観察期間中に介入群と同じ治療を受けた被験者は，どちらの群にも入らず，解析対象から除外されます．

③ As Treated 解析

As Treated 解析は，コンタミネーションを起こした被験者を実際の治療を受けた群に組み入れる解析です．図 3-4 において，観察期間中に介入群と同じ治療を受けた被験者は，介入群の中に組み入れて解析することになります．

　上記のうち，最もバイアスが少なく推奨されているのは ITT 解析です[7]．Per Protocol 解析や As Treated 解析では，せっかくのランダム化が崩れています．特別な意図をもった解析ではない限り，ITT 解析を行うべきでしょう．

　前掲の Case2 でも，ITT 解析が行われています．体系的歯周病治療群と通常の治療群でコンタミネーションを起こした被験者や観察期間中に脱落した被験者は，最初に割り付けられた群に組み入れられて解析されています．

7) 臨床試験登録

　RCT の実施に当たっては，事前に研究計画概要を公的な第三者機関に登録して一般公開する，**臨床試験登録 (clinical trial registration)** が強く推奨されています．ICMJE (International Committee of Medical Journal Editors, 医学雑誌編集者国際委員会) が主要医学ジャーナル共通の投稿要件として，臨床試験登録を義務づけることを 2004 年に表明しました．これにより，臨床試験登録は世界中に普及しました．世界保健機構 (World Health Organization, WHO) は，世界の臨床試験登録サイトから主要な情報を収集・公開している International Clinical Trials Registry Platform (ICTRP) を運営しています．このプラットフォームを参照すれば，世界中で実施されている臨床試験の内容を把握できます．

　日本の臨床試験登録は，大学病院医療情報ネットワーク (UMIN)，日本医薬情報センター (JAPIC)，日本医師会治験促進センター (JMACCT)，厚生労働省の臨床研究実施計画・研究概要公開システム (Japan Registry of Clinical Trial, jRCT) で行われています．

　臨床試験登録をする理由として，**出版バイアス (publication bias)** の防止が挙げられます．

　かつて，望ましい結果が得られなかった臨床試験は論文投稿されないことがありました．そのような場合，システマティックレビューで収集される文献は，出版済みのポジティブな研究結果ばかりになり，それらを統合した結果はバイアスにさらされます．臨床試験登録を義務化することにより，たとえ望ましくない結果でも論文発表が促されるため，そのようなバイアスは一定程度回避されます．

　また臨床試験登録は，論文の "spin" を回避する効果もあります．spin とは，最も注目していたはずの一次アウトカム (primary outcome) に群間で有意差が出なかった場合，それについてはあまり言及せず，もとは二次アウトカム (secondary outcome) であったものの中から有意差が出た結果を前面に出して，介入の効果を声高に主張するという姑息な手段です．このようなことを行うと，研究不正とみなされる恐れもあります．事前に臨床試験登録しておくことで，結果が出る前に一

88002-919 JCOPY

次・二次アウトカムを明記し，結果が出たあとに一次アウトカムを変更するという不正を防ぐことができます．同じ理由により，最近ではRCTだけでなく観察研究でも事前に研究計画を登録することを（義務ではないものの）推奨するジャーナルも出始めています．

2 コホート研究

1）コホート研究とは

　コホート研究（cohort study）と言えば，米国の有名なフラミンガム研究や日本の久山町研究など，地域ベースの大規模前向きコホート研究を想起される読者が多いことでしょう．しかし，このような研究ばかりがコホート研究ではありません．

　コホート（cohort）とは，「集団」を意味します．コホートを一定期間追跡し観察すれば，すべてコホート研究です．コホートは地域コホート（市町村などの地域の住民全体）や疾病コホート（特定の疾病を有する患者たち）があります．

　研究開始時点よりも過去を起点としてコホートを追跡している場合は，**後向きコホート研究**（retrospective cohort study）と言います．研究開始時点と同じ現在を起点としてコホートを追跡している場合は**前向きコホート研究**（prospective cohort study）と言います（図3-5）．そのため，「コホート研究＝前向き研究」という考えは正しくありません．

　ちなみに歯科医師国家試験の過去問には，コホート研究で求められる効果量を選択する設問があり，「リスク比」「リスク差」という項目

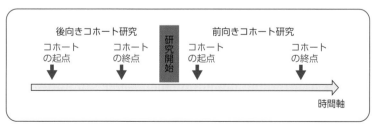

図3-5　前向きコホート研究と後向きコホート研究

を選択すると正解が得られます．それで間違いではないものの，実際には，コホート研究とリスク比・リスク差は一対一の関係にはありません．コホート研究によってリスク比・リスク差を求められますが，オッズ比やハザード比を求められることもあります．またこれらは，RCT でも求められることがあります．データの取り方や統計解析手法によるものであって，RCT やコホート研究などのデザインとは直接関係はありません．「コホート研究＝リスク差・リスク比を求める研究」という誤解はしないように注意してください．

2）前向きコホート研究の例

　前向きコホート研究には，特定地域の住民を対象として数～数十年を追跡し，要因の曝露と疾患発生の因果関係を調べる研究があります．また，医療機関をベースにして，特定の疾患を有する，あるいは特定の診療を実施した患者を登録し，追跡調査を実施するような研究もあります．

　代表的な地域コホート研究として，日本では久山町研究が挙げられます．久山町は福岡県にある町で人口は約 8,400 人です．地域住民全員を対象に，50 年間以上にわたり生活習慣病（脳卒中・虚血性心疾患，悪性腫瘍，認知症など）の前向きコホート研究を行っています．久山町コホートのデータを用いた歯科関連の研究を紹介します．

Case 歯の喪失と認知症発症の関連[8]

　対象は 2007 年の時点で 60 歳以上の認知症がない住民であり，その後 5 年間（2012 年まで）追跡されました．研究開始時点の残存歯数により，対象集団は 20 本以上，10～19 本，1～9 本，0 本に群分けされました．①すべての認知症，②アルツハイマー病，③血管性認知症の発生をイベントとして，コックス回帰により各群の比較を行いました．

Patients	2007 年の時点で 60 歳以上であり認知症がない住民
Exposure	残存歯数が 20 本以上
Control	残存歯数が 10～19 本，1～9 本，0 本
Outcome	2012 年までの認知症の発症

88002-919 JCOPY

研究対象期間中に対象住民の 11.5 ％が認知症を発症しました．コックス回帰により交絡因子を調整した結果，20 本以上歯がある人と比較して，その他のグループの全認知症発症のハザード比は 1.6 ～ 1.8 となりました．つまり，歯の本数が少ない人たちのほうが認知症を発症しやすいという結果でした．

　この研究のすばらしいところは，「最初は認知症ではなかったけれども，後から発症した」ことが明らかなことです．これにより「歯の喪失」→「認知症発症」の因果関係の推論が可能です．

　後述する横断研究のデザインでは，因果関係の推論はできません．例えば，ある一時点での調査により，対象者の歯の本数と認知症の有無に関するデータが得られたとします．これらのデータから，歯の本数と認知症の有無に「有意な関連がある」とか「有意な関連は認められない」ことはわかります．しかし「因果関係」と「関連」は異なります．「関連」には，「歯の喪失」→「認知症発症」という因果関係だけではなく，「認知症発症」→「歯の喪失」という逆の因果も含まれている可能性があります．つまり「認知症になると歯の本数が少なくなる」という可能性もあるため，これらのデータからは「歯の本数が少ないと認知症になりやすい」とは決して言えないのです．

3）後向きコホート研究の例

　後向きコホート研究には医療機関に蓄積されている既存のデータを活用した研究などがあります．患者の診療録（カルテ）をレビューしデータを収集する研究や，レセプト情報のデータベースを用いた研究などが含まれます．前者は院内の既存のデータを活用するため，新規にデータを収集する必要がなく，着手しやすい研究と言えます．このため，多くの病院や診療所で医療者が行っている研究は，後向きコホート研究であることが多くなっています．

　レセプト情報データや電子カルテデータを利用した大規模な後向きコホート研究は 2000 年代初頭より急激に発展してきており，空前の大ブームを迎えています．レセプトデータや電子カルテデータ，疾患

登録のデータなどは，日常の診療行為を反映するデータであり，**リアルワールドデータ**（real world data, RWD）と総称されます．リアルワールドデータは非常に膨大なデータであることが多く，大人数のサンプルを用いて研究できる点が長所と言えます．

RCT は倫理的・費用的な問題から実施困難であることが多く，たとえ実施できても高機能の施設に限られていることや患者の組み入れ条件が厳密であることから，日常診療を反映しない結果となることがあります．そのため，RWD を用いて，RCT ではわからない日常診療に即した治療実態や治療の効果・安全性を検証可能です．すなわち RWD を用いた研究は，RCT を補完する役割が期待されています．

以下に，歯科のレセプトデータを利用して行われた研究を 2 編紹介します．

Case1 人工弁置換術後患者に対する侵襲的歯科処置と感染性心内膜炎発症との関連 [9]

人工弁置換術後の患者に対する侵襲的な歯科処置（抜歯や歯周外科手術）と感染性心内膜炎の発生との関連を調査した研究です．

フランスの国民健康保険のレセプトデータと退院情報データベースを突合させたデータが利用されました．研究デザインは後向きコホート研究と，ケース・クロスオーバー・デザインです．なお，ケース・クロスオーバー・デザインはやや難解なので本書では解説を割愛します．本書の姉妹書である『医学論文，わからないのは統計だけ？　肝心要の研究デザインがわかる本』（新興医学出版社）をご参照ください．

Patients	人工弁置換術後の患者
Exposure	侵襲的な歯科処置あり（抜歯や歯周外科手術）
Control	侵襲的な歯科処置なし（もしくは非侵襲的歯科処置）
Outcome	感染性心内膜炎の発生

138,876 人の人工弁置換術後の患者が対象となりました．中央値 1.7 年間の観察期間中，267 人の患者に口腔内細菌に起因する感染性心内膜炎の発生を認めました．後向きコホート研究では，対照群と比較して，

88002-919 JCOPY

侵襲的歯科処置群における感染性心内膜炎発生の有意な増加は認められませんでした（リスク比 1.25，95 ％信頼区間 0.82〜1.82）．しかしケース・クロスオーバー・デザインでは，侵襲的な歯科処置を行っている期間において統計学的に有意に感染性心内膜炎の発生が増えていました（オッズ比 1.66，95 ％信頼区間 1.06〜2.63）．抗菌薬を予防的に使用しても，感染性心内膜炎の発生割合に違いは認められませんでした．

Case2 重症歯周病と急性心筋梗塞・脳卒中との関連 [10)]

　韓国のレセプトデータと健康診断のデータを突合したデータを利用して，重度歯周病と急性心筋梗塞・脳卒中との関連を評価した研究です．研究デザインは後向きコホート研究であり，研究期間はベースライン期間が 2002〜2005 年，フォローアップ期間が 2006〜2015 年です．急性心筋梗塞・脳卒中の既往がない 298,128 人を 10 年間追跡調査しました．歯周病の状態は，健康診断のデータとレセプトデータを組み合わせて，健康・中等度歯周病・重度歯周病の 3 群に分類されました．急性心筋梗塞・脳卒中の発生はレセプトデータから取得しました．

Patients	2002 〜 2005 年の期間に急性心筋梗塞・脳卒中の既往がない人々
Exposure	重度歯周病
Control	中等度歯周病・歯周病なし
Outcome	2006 〜 2015 年に急性心筋梗塞・脳卒中を発症

　さまざまな交絡因子を調整した結果，重度歯周病患者は非重度歯周病患者と比較して，急性心筋梗塞を有意に発症しやすく（ハザード比 1.11，95 ％信頼区間 1.02〜1.20），脳卒中も有意に発症しやすい傾向が認められました（ハザード比 1.035，95 ％信頼区間 1.01〜1.07）．すなわち，重度歯周病は急性心筋梗塞・脳卒中のリスクであることがわかりました．

　さまざまな国のレセプトデータや電子カルテデータを利用して，数十万人規模の大規模な後向きコホート研究が実施され論文発表されています．レセプトデータだけでは口腔内の状態に関するデータは得ら

れないものの，韓国ではレセプトデータを歯科検診データと連結する
ことで，その限界をクリアしています．残念ながら日本の全国レセプ
トデータである**匿名レセプト情報・匿名特定健診等情報データベース**
(National Database of Health insurance claims and specific
checkup in Japan, NDB) は他のデータベースとの連結が不可とな
っているため，上記のような研究は現状では不可能です．その意味
で，日本の RWD 研究はやや他国の後塵を拝しています．とはいえ，
レセプトデータ単体でできる研究も多いと考えられるため，日本でも
今後，歯科レセプトデータを用いた研究の推進が期待されます．

4) コホート研究におけるバイアス
①交絡バイアス
　観察研究は RCT と比較して，交絡バイアスの影響が大きいことに
注意が必要です．交絡バイアスへの対処としては，多変量回帰分析な
どの適切な統計解析により交絡因子を調整することが必要です．観察
研究の論文を読む際，重要な交絡因子が適切に調整されているかを見
定めることは，研究の質を評価するうえで重要となります．
　前掲の「歯の喪失と認知症発症の関連」に関する前向きコホート研
究において，例えば残存歯数が 20 本以上の集団と 0 本の集団では，
生活習慣やヘルスリテラシー，既往歴，服薬歴などさまざまな要因が
異なる可能性があります．これらはすべて潜在的な交絡バイアスです．

②情報バイアス
　後向きコホート研究では，情報バイアスが存在する可能性がありま
す．特にレセプトデータの場合，誤分類バイアスが発生する可能性が
高いでしょう．レセプトに入力されているデータの妥当性に関する検
証がどの程度なされているか，注意を払う必要があります．

88002-919 JCOPY

3 症例対照研究

1）症例対照研究とは

症例対照研究（ケースコントロール研究, case control study）は，特定の集団からアウトカムが発生した集団（症例, case）と発生していない集団（対照, control）を抽出し，曝露因子との関連を調べる研究です．

例えば喫煙と口腔癌の関連を症例対照研究で分析する場合，まず口腔癌に罹患した患者（症例）を同定し，次に各口腔癌患者と年齢・性別などをマッチングした非口腔癌患者（対照）を同定し，両群間で過去の喫煙（曝露）の状況を比較します．

症例対照研究はカルテレビューなどでも実践できるデザインのため，多くの歯科臨床研究でも用いられています．最も注意すべきことは，症例対照研究は対照群の設定が難しい点です．症例対照研究では，対照が**源集団（source population）**を代表している必要があります．上記の例でいえば，口腔癌の症例をある病院の入院患者から同定した場合，源集団は「口腔癌に罹患したらその病院に入院するであろう一般集団」です．すなわち，その病院の近隣に居住する一般住民からランダムに抽出する必要があります．しかし源集団が一般集団の場合は特定されにくいため，対象のランダム抽出は事実上不可能です．

症例と同じ病院から他の疾患で入院している患者を対照としてから抽出する方法を，**病院コントロール**と言います．病院コントロールは源集団を代表していないため不適切です．

以下に，症例対照研究の1例を紹介します．

Case 歯科用インプラントの早期破損に関連する要因 [11]

歯科用インプラントの早期破損を防ぐためには，治療段階において適切なオッセオインテグレーションが必要です．この研究の目的は，インプラントの早期破損と関連するリスク因子を同定することです．ある歯科医院でインプラント手術を行った患者のうち，早期インプラント破損

第3章　研究デザイン

（1年以内）を起こした無歯顎患者（n = 408）を，インプラント破損を起こしていない患者（n = 408）と1：1でマッチングしました．マッチングは，年齢，性別，手術年，上下顎，インプラント表面のタイプで行いました．

その結果，全身疾患，アレルギー全般，食物アレルギー，喫煙，鎮痛剤の服用の5つの環境要因が，統計的に有意にインプラントの早期破損と関連していました．また，4つの臨床的要因（対合歯にインプラントを埋入している，一次安定性が低い，骨量が少ない，治癒合併症がある）もインプラント早期破損と有意に関連していました．

なお，上記の症例対照研究における源集団は，一般集団ではなく，インプラント手術を行った患者集団であり，すでに特定されています．症例も対照も源集団からサンプリングされているため，問題ありません．

2）マッチング

症例対照研究において，対象の患者を抽出する際に，症例といくつかの変数でマッチング（matching）を行います．多くの場合，患者の年齢や性別といった患者特性でマッチングします．また，通院時期が近い患者を対象に選択します．前掲の歯科用インプラントの早期破損に関連する要因を調べた症例対照研究では，年齢・性別の他に，上下顎，インプラント表面のタイプもマッチングに用いられています．統計解析では，マッチングに用いた変数以外の変数を独立変数，アウトカムの発生を従属変数とし，マッチされたペアを考慮した条件付きロジスティック回帰分析が行われています．

マッチングに用いた変数については，アウトカムとの関連は推定できなくなります．そのため，あまり多くの変数をマッチングに用いることは推奨されません．

3）コホート内症例対照研究

コホート内症例対照研究（nested case control study）とは，コホート研究の対象となる集団内で，アウトカムが発生した症例が現れ

88002-919 JCOPY

た時点で，アウトカムが発生していない対照を抽出するという症例対照研究です．源集団はコホート集団そのものであるため，すでに特定されています.

　コホート内症例対照研究を実施した論文を1編紹介します.

Case 少年アイスホッケーにおけるマウスピース使用による脳震盪予防 [12]

　少年アイスホッケーでは，脳震盪は最も一般的な傷害であり，予防目的にマウスピースが使われてきました．この研究ではマウスピースの使用と脳震盪の予防の関連が検証されました．研究デザインはコホート内症例対照研究であり，症例と対照は少年アイスホッケーチーム全体の傷害発生サーベイランスの2つの前向きコホート研究から同定されました．症例群は，試合または練習中に脳震盪を起こした選手であり，対照群は脳震盪を伴わない他の外傷を負った選手です.

　コホート集団は，傷害発生サーベイランスに登録されていた選手2,355人です．脳震盪は315人に発生しました．対照は，外傷がなかった選手ではなく，脳震盪以外の他の外傷を負った選手から抽出されました．何らかの外傷を負った選手は，外傷がなかった選手と比較して，脳震盪が発生するリスクが高いと予想されます．つまり，脳震盪を発生した選手と比較可能な程度の危険性のあるプレーを行っていることが考えられるため，対照としてより適切であるといえます（図3-6）.

　マウスピース使用の脳震盪に対する調整済みオッズ比は0.36（95%信頼区間0.17〜0.73）であり，統計学的に有意な関連を認めました．この研究から，マウスピースは歯の損傷を防ぐ目的だけではなく脳震盪を防ぐ目的でも，少年アイスホッケーの選手に利用されるべきであるといえます.

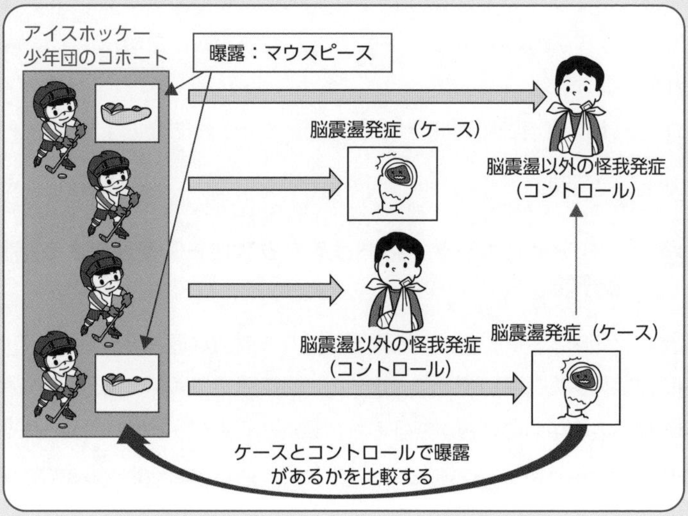

アイスホッケー
少年団のコホート
曝露：マウスピース
脳震盪発症（ケース）
脳震盪以外の怪我発症
（コントロール）
脳震盪以外の怪我発症
（コントロール）
脳震盪発症（ケース）
ケースとコントロールで曝露
があるかを比較する

図 3-6　コホート内症例対照研究

4 横断研究

1）横断研究とは

コホート研究では対象者を経時的に追跡するのに対し，**横断研究 (cross-sectional study)** では追跡が行われず，ある一時点（もしくは突合できない複数時点）のデータを利用します．**発生率(incidence)** はわかりませんが，**有病率 (prevalence)** はわかります．曝露とアウトカムの因果関係はわかりませんが，要因間の関連はわかります．そのため，横断研究の論文では，因果関係を示唆するような表現は用いられません．その点は注意して論文を読む必要があるでしょう．

実際の横断研究には，公的統計調査を利用した研究や，アンケート調査による研究などがあります．国レベルの公的統計調査は1年に1回（または数年に1回）実施されることが多く，毎回調査対象が異なります．したがって横断研究を繰り返し行っていることになります．これを連続横断研究と言います．

日本の公的統計調査のうち，歯科系の調査を含むものには，歯科疾

88002-919 JCOPY

患実態調査，国民健康・栄養調査，国民生活基礎調査があります．この 3 調査は年度によっては突合することもできます．これらの調査データを用いた研究は多く実施されています．

以下に，2 つの横断研究の例を示します．

Case1 歯科治療の必要性と本人の自覚との関連 [13]

　本研究の目的は，高齢男性における歯科治療の必要性の認識と実際の口腔衛生との関連を調べることです．Concord Health and Ageing in Men Project のデータを用いて，オーストラリアの 78 歳以上の男性 596 名が対象者となりました．Functional tooth units (FTU, 機能歯ユニット) が低い男性は，FTU が 12 である男性に比べて，歯科治療の必要性を感じていると回答する割合が有意に高い結果でした．しかし，虫歯の数や歯周炎の有無は，歯科治療の必要性の認識とは関連していませんでした．この研究の結果から，FTU が低い男性は補綴の必要性を本人も認識しているものの，虫歯や歯周炎の客観的な治療必要性と本人の自覚との間には乖離が認められました．

Case2 歯科疾患とフレイルの関連 [14]

　アメリカの高齢者における歯の喪失や歯周病とフレイルとの関連が調べられました．

　National Health and Nutrition Examination Surveys (NHANES) 2011〜2012 年と 2013〜2014 年の 2 回分のデータを用いた横断研究です．NHANES はアメリカの国民健康栄養調査です．本研究では 60 歳以上の地域在住 2,368 人が対象とされました．フレイルは 49 項目のフレイルティ指標で測定されました．口腔衛生指標は歯の数と歯周病であり，歯科医師が全員の口腔内の状態をチェックしました．調整変数には，年齢，性別，栄養摂取量，人種，教育歴，貧困指標，喫煙が組み入れられました．歯が 1 本増えるごとに，フレイルの率比 (rate ratio) は 0.99 (95 ％信頼区間 0.98〜0.99) でした．中程度の歯周炎をもつ対象者は，歯周炎のない対象者に比べて，フレイル指数の率比が 1.08 (95 ％信頼

JCOPY 88002-919

93

区間 1.02〜1.14）となりましたが，多変量回帰分析では有意差はなくなりました．結論として，口腔衛生とフレイル指数との関連は，あったとしてもわずかと考えられました．

2）横断研究の注意点

　前述したように，横断研究は因果を評価しているわけではありません．前項 **Case2** の研究では，「歯数が多い」ことと「フレイルではない」ことに，わずかとはいえ関連を認めました．この結果から，「歯数を保つとフレイル発症を予防できる」とは言えません．フレイルでない人が，歯を失いにくい状況を保っているに過ぎない可能性もあるためです．このように，横断研究の結果の解釈には十分に注意が必要です．

　横断研究は，コホート研究，症例対照研究と同様にバイアスの存在にも注意が必要です．自己回答式の質問紙調査の場合は，レポーティングバイアスが存在する可能性があります．また，回答率が低い場合，選択バイアスが存在する可能性があります．

5 記述的観察研究

　図 3-2 のように，観察研究は，比較対照がある分析的観察研究と，比較対照がない記述的観察研究に分かれます．記述的観察研究は，対象集団の特性を淡々と記述する研究です．患者の背景因子の詳細を記述したり，地域の分布を調べたりするような研究です．症例報告（ケースレポート，ケースシリーズ）も記述的観察研究に含まれます．記述的観察研究は，今後の効果比較研究やリスク因子を同定する研究などを行うための前提となる研究です．

　以下に記述的観察研究の例を挙げます．

Case 顎矯正手術後の手術部位感染症の発生割合 [15]

　この研究の目的は，顎矯正手術後の手術部位感染症（surgical site infection, SSI）の発生割合，および SSI 患者の背景因子を記述すること

です．また，術後感染症の重症度とその結果を評価することです．2015
年 1 月から 2017 年 7 月の間に，ある病院で顎矯正手術（Le Fort I 型上
顎骨骨切り術，両側矢状分割下顎骨骨切り術，おとがい形成術）を行った
患者 512 名のうち，SSI と診断された患者は 41 名（8.0 %）でした．SSI
と診断された 41 名のうち，男性は 18 名，女性は 23 名でした．感染部
位は下顎が 38 名（92.7 %），上顎が 3 名（7.3 %）でした．手術から感染
までの平均期間は 31.5 日でした．経口抗菌薬を投与された患者は 24 名
（58.5 %），局所麻酔下で切開排膿を行った患者は 15 名（36.6 %），全
身麻酔下で外科的排膿を行った患者は 2 名（4.9 %）でした．また 5 名
（12.2 %）がプレートの除去を必要とし，2 名（4.9 %）が慢性骨髄炎を発
症しました．

6 システマティックレビューとメタアナリシス

1) システマティックレビュー / メタアナリシスとは

　一般にレビュー（review）とは，その分野の専門家たちが既存の論
文等を検索し，それらを要約した論文です．レビューには，**ナラティ
ブレビュー（narrative review）** と**システマティックレビュー（systematic
review）** があります．前者は，特定のテーマに対し専門家が既存の複
数の論文の内容をまとめたものであり，形式は自由です．それに対し
て後者は，特定のクリニカル・クエスチョンに対して，PubMed や医
中誌 Web などの論文検索サイト（第 2 章参照）で既存研究を網羅的に
収集・統合した研究です．

　システマティックレビューでは**メタアナリシス（meta-analysis）**
が行われることもあります．メタアナリシスは，複数の論文の質を評
価し，それらの結果を統合し，研究間の異質性や出版バイアスなどを
評価する手法です．メタアナリシスは複数の研究で得られた効果が一
致しない場合や，個々の研究のサンプルサイズが小さく有意な効果を
見出せない場合に有用です．

　システマティックレビューとメタアナリシスを行った論文を紹介します．

Case1 歯科手術後の合併症予防におけるクロルヘキシジンの効果 [16)]

　本システマティックレビューは，抜歯，インプラント，歯周病手術後の合併症予防におけるクロルヘキシジンの効果を評価することを目的としました.

Patients	抜歯，インプラント手術，歯周病手術のいずれかを受けた患者
Intervention	クロルヘキシジンの使用
Control	クロルヘキシジンの不使用
Outcome	合併症（歯槽骨炎と菌血症）の発生

　基準を満たした 32 件の研究をシステマティックレビューの対象としました. メタアナリシスの結果，クロルヘキシジンを用いた場合は，プラセボ治療やクロルヘキシジンを用いない治療と比較して，抜歯後の歯槽骨炎の発生率が統計学的に有意に減少することが示されました（リスク比 0.49，95 ％信頼区間 0.40〜0.60）. また，クロルヘキシジンの使用が抜歯術後の菌血症発生率を低下させました（リスク比 0.87，95 ％信頼区間 0.79 〜 0.96）. 歯周病やインプラント歯科分野におけるクロルヘキシジン使用が合併症を減少させるかを評価するには，文献のデータが不足していました. 結論として，本システマティックレビューでは，クロルヘキシジンの使用により抜歯後の歯槽骨炎や菌血症発生率が減少することが示されました.

Case2 固定式リテーナーの材料による保定失敗率の相違 [17)]

　歯列矯正の保定は，矯正治療後に最適な歯の位置を維持することを目的とします. 固定式リテーナーは患者のコンプライアンスに依存しない保定ですが，どのような材料や接着方法がより良いかについては不明でした. 本研究の目的は，固定式リテーナーの材料（繊維強化プラスチックワイヤーまたはステンレスワイヤー）による保定失敗率について複数の文献を調査し，結果を統合することです.

Patients	歯列矯正を実施した患者
Intervention	繊維強化プラスチックワイヤーによる保定
Control	ステンレスワイヤーによる保定
Outcome	保定の失敗

88002-919 JCOPY

固定式リテーナーによる保定に関連する研究を見つけるために，Scopus，Web of Science，Embase，PubMed Central を用いて，フリーテキストと MeSH term による文献検索を行いました．検索式は "orthodontic retainers AND failure AND wire" です．検索の結果，177 件の論文が候補になり，基準に合致しない研究を除外すると 21 件の研究が対象となりました．主要アウトカムは保定の失敗です．失敗率は 7.3 ～ 50 ％と文献によりばらつきが認められました．繊維強化プラスチックワイヤーとステンレスワイヤーを比較した研究についてメタアナリシスを行い，結果を統合したところ，対数リスク比 (log risk ratio) は 0.01 (95 ％信頼区間 −0.32 ～ 0.34) となり，両者に有意差は認められませんでした．

2) フォレストプロット

　メタアナリシスにおける各論文の主要結果とそれらを統合した結果は，**フォレストプロット (forest plot)** と呼ばれる図で表示されます．前項 **Case2** の研究では，図 3-7 のようなフォレストプロットが提示されました．

　Study と書かれている列に，対象となった論文の著者と発表年が記さ

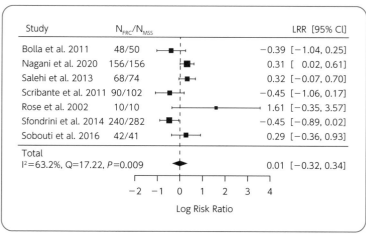

図 3-7　フォレストプロット
〔Jedliński M, et al. Head Face Med 17(1)：32, 2021[17]〕

れています．ちなみに著者名の後に続く "et al." はラテン語の et alii や et aliae の略であり，その他の著者（other authors）を意味します．N_{FRC} と N_{MSS} は研究対象となったサンプルサイズを表しています．N_{FRC} は繊維強化プラスチックワイヤー（FRC）のサンプルサイズ，N_{MSS} は multistranded steel wire（複数のワイヤーをツイストして作られたステンレスワイヤー）のサンプルサイズです．

　黒い四角とその両サイドに広がる横棒は，各々の研究結果から得られた主要結果を示します．黒い四角の位置は対数リスク比（log risk ratio, LRR）の点推定値，黒い四角の大きさはサンプルサイズを表しています．

　本研究においては，「失敗した人数 / 繊維強化プラスチックワイヤー群の人数」が繊維強化プラスチックワイヤー群のリスク，「失敗した人数 / ステンレスワイヤー群の人数」がステンレスワイヤー群のリスクです．この比である「プラスチックワイヤー群のリスク / ステンレスワイヤー群のリスク」がリスク比であり，その対数値が対数リスク比（LRR）です．

　横棒は95％信頼区間の幅を表しています．この横棒が対数リスク比の0をまたいでいない場合，統計学的に有意差があるといえます．なお，リスク比については，95％信頼区間が1をまたいでいない場合は統計学的に有意差あり，1をまたいでいる場合は有意差なしと判断します．1の対数は0であるため，対数リスク比については，95％信頼区間が0をまたいでいない場合は統計学的に有意差あり，0をまたいでいる場合は有意差なしと判断します．

　一番下の Total にある黒い菱形が，メタアナリシスで得られた「統合された結果」です．Total の右側に，LRR[95％CI] が 0.01[-0.32, 0.34] との記載があります．7編の論文の結果を，サンプルサイズの大きさで重み付けし統合したところ，対数リスク比の点推定値が0.01であり，95％信頼区間は0をまたいでおり，有意差は認められなかった，ということを示しています．

88002-919 JCOPY

3) バイアスリスク評価

　メタアナリシスの論文では，バイアスリスク評価についての図表が提示されることがあります．システマティックレビューの対象になった研究について，いくつかの評価項目を作成し，評価結果をまとめた表です．

　バイアスリスクの評価はとても重要です．質が低い論文ばかりのシステマティックレビュー・メタアナリシスはバイアスが大きい結果を生み出し，真実とは異なる結果を招く恐れがあります．

　評価項目については統一されたものはありません．ここでは1つのシステマティックレビューの例を紹介します[18]（図3-8）．

① Random sequence generation（selection bias）
　　ランダム割り付けの方法に関連する選択バイアス
② Allocation concealment（selection bias）
　　割り付けの隠蔽に関連する選択バイアス
③ Blinding of participants and personnel（performance bias）
　　参加者と医療提供者の盲検化に関連する実行バイアス
④ Blinding of outcome assessment（detection bias）
　　アウトカム測定者の盲検化に関連する検出バイアス
⑤ Incomplete outcome data（attrition bias）
　　脱落バイアスによる不完全なアウトカムデータ
⑥ Selective reporting（reporting bias）
　　測定されたアウトカムのうち一部しか報告されないときに生じる選択的報告バイアス
⑦ Other bias
　　その他のバイアス

　上記①～⑦の項目について，バイアスが高い（High）/低い（Low）/不明（Unclear）の3択で評価しています．評価した結果はMethodological quality summary（図3-8の上の図）で研究ごとにまとめられます．図3-8の下の図はMethodological quality graphと呼ば

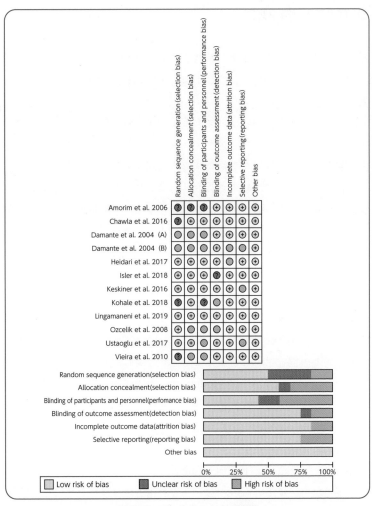

図 3-8　バイアスリスク評価
〔Ebrahimi P, et al. BMC Oral Health 21（1）：258, 2021[18]〕

れ，Methodological quality summary をまとめた図です．"Blinding of participants and personnel（performance bias）" が最もバイアスの大きい項目であることが読み取れます．

4）異質性
　異質性（heterogeneity）とは，研究間における結果のばらつきの

88002-919 JCOPY

程度を指します．尺度として I^2 と Cochran Q test があります．I^2 が50％以上で異質性が大きいと言えます．前掲の図 3-7（フォレストプロット）には，$I^2 = 63.2\%$，$Q = 17.22$，$P = 0.009$ と表記されています．I^2 が 50％以上なので，異質性が大きいことがわかります．また，Cochran Q test の結果（$Q = 17.22$，$P = 0.009$）において，$P < 0.05$であるため，異質性があるといえます．どちらの指標からも，このメタアナリシスの結果は研究間の異質性が大きいことがわかります．

異質性が大きいと，それぞれの研究の信頼性に問題があるかもしれません．同じような手法で同じテーマで行われた研究結果は一貫性があるべきです．しかし，ある研究ではステンレスワイヤーの失敗率が低く，ある研究ではプラスチックワイヤーの失敗率が低いという，一貫性のない結果が出ています．つまり，このメタアナリシスは，エビデンスレベルの高い結果を生み出せたとは言えなさそうです．

5）出版バイアス

出版バイアス (publication bias) は，「効果がある」というポジティブ・スタディのほうが，「効果があったとはいえない」というネガティブ・スタディよりも出版されやすい場合に起こります．出版バイアスのあるメタアナリシスは，偏った結果をもたらすので注意が必要です．

出版バイアスの有無を評価するには**ファンネルプロット (funnel plot)** と呼ばれる図が示されます．図 3-9 は，前掲 Case2 の研究におけるファンネルプロットです．X 軸は効果の大きさ（本研究では対数リスク比）を示しています．Y 軸は効果の正確さであり，本研究では Standard Error（標準誤差）を示しています．X 軸は各研究における効果なので，リスク比やオッズ比のこともあります．Y 軸はサンプルサイズのこともあります．三角形の頂点からの縦線は統合された結果の推定値を示しており，各研究を表すドットの分布が，この縦線について左右対称であれば，出版バイアスが少ないといえます．

図 3-9 では，ドットの分布はおよそ左右均等であるため，出版バイアスはあまりなさそうです．

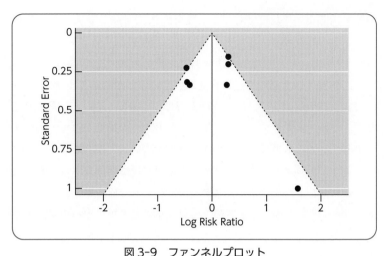

図3-9　ファンネルプロット
〔Jedliński M, et al. Head Face Med 17(1)：32, 2021[17]〕

　メタアナリシスはエビデンスレベルが最も高い位置に属するものの，メタアナリシスであれば必ず質が高いかといえば，そうでもありません．複数の質の高い RCT が偏りなく集められているメタアナリシスは，質が高いといえるでしょう．しかし，質の低いメタアナリシスによって「ある治療法が有効」という結論が得られたとしても，直ちに「エビデンスに基づく治療である」と言えるわけではないことに注意してください．

　なお，コクランレビューは質が高いシステマティックレビューとメタアナリシスを提供しているので，安心して活用できます．

　本章では代表的な研究デザインについて実例を交えて解説しました．この他にもさまざまな研究デザインがあります．疫学者でもない限り，すべてを完全に理解することは難しいでしょう．臨床家として論文の研究デザインを理解するためには，本章で解説した基本的な研究デザインを理解することが肝要です．

88002-919 JCOPY

Column　Causation と Association

　2つの変数間の関係を調べる研究論文を読む際は，その関係が「因果（causation）」なのか「関連（association）」なのかは区別して理解する必要があります．

　因果とは，原因と結果の関係です．例えば，「フッ化物塗布がう蝕の予防をする」は，前後関係が確実であり，介入研究でも実証されているため，「因果関係がある」といえそうです．しかし，観察研究では多くの場合，「関連がある」とは言えても因果は不明としか言えないことに注意してください．下の図 3-10 において，治療群と対照群における効果を単純に比較した場合，治療と効果の「関連」を調べていることになります．もしも対象者集団全員が治療群であった場合と，全員が対照群であった場合の効果を比較している場合，治療と効果の「因果」を調べていると言えます．しかし実際には対照群の患者がもしも治療群であった場合の効果を知ることはできません．実際には観察できない反対の群のアウトカムを潜在アウトカム（potential outcome），もしくは反事実アウトカム（counterfactual outcome）と呼びます．

　治療と効果の「因果」を求めるために，さまざまな研究デザインや統計解析の方法が開発されています．その1つが RCT です．RCT では，治療群と対照群をほぼ同じ患者特性を持つ2群に分けることができ，「ある集団全員が治療群である場合の効果とある集団全員が対照群である場合の効果」を比較しているとみなせます．

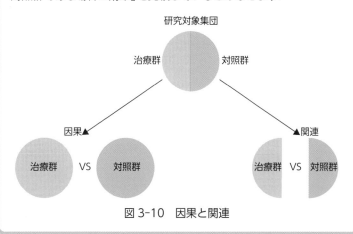

図 3-10　因果と関連

📖 参考文献

1) Smith J, Noble H : Bias in research. Evid Based Nurs 17 : 100-101, 2014
2) Grimes DA, Schulz KF : Bias and causal associations in observational research. Lancet 359 (9302) : 248-252, 2002
3) Delgado-Rodríguez M, Llorca J : Bias. J Epidemiol Community Health 58 (8) : 635-641, 2004
4) Ikeda N : Validity of self-reports of height and weight among the general adult population in Japan : findings from national household surveys, 1986. PLoS One 11 : e0148297, 2016
5) Deshpande N, Jadhav A, Bhola N, et al. : Anesthetic efficacy and safety of 2% lidocaine hydrochloride with 1 : 100,000 adrenaline and 4 ％ articaine hydrochloride with 1 : 100,000 adrenaline as a single buccal injection in the extraction of maxillary premolars for orthodontic purposes. J Dent Anesth Pain Med 20 (4) : 233-240, 2020
6) D'Aiuto F, Gkranias N, Bhowruth D, et al. : Systemic effects of periodontitis treatment in patients with type 2 diabetes : a 12 month, single-centre, investigator-masked, randomised trial. Lancet Diabetes Endocrinol 6 (12) : 954-965, 2018
7) Nüesch E, Trelle S, Reichenbach S, et al. : The effects of excluding patients from the analysis in randomised controlled trials : meta-epidemiological study. BMJ 339 : b3244, 2009
8) Takeuchi K, Ohara T, Furuta M, et al. : Tooth loss and risk of dementia in the community : the Hisayama Study. J Am Geriatr Soc 65 (5) : e95-e100, 2017
9) Tubiana S, Blotière PO, Hoen B, et al. : Dental procedures, antibiotic prophylaxis, and endocarditis among people with prosthetic heart valves : nationwide population based cohort and a case crossover study. BMJ 358 : j3776, 2017
10) Cho HJ, Shin MS, Song Y, et al. : Severe periodontal disease increases acute myocardial infarction and stroke : a 10-year retrospective follow-up study. J Dent Res 100 : 706-713, 2021
11) Malm MO, Jemt T, Stenport VF, et al. : Patient factors related to early implant failures in the edentulous jaw : a large retrospective case-control study. Clin Implant Dent Relat Res 23 : 466-476, 2021
12) Chisholm DA, Black AM, Palacios-Derflingher L, et al. : Mouthguard use in youth ice hockey and the risk of concussion : nested case-control study of 315 cases. Br J Sports Med 54 : 866-870, 2020
13) Takehara S, Wright FAC, Naganathan V, et al. : A cross-sectional study of perceived dental treatment needs and oral health status in community-dwelling older Australian men : the Concord Health and Ageing in Men Project. Int Dent J 71 (3) : 224-232, 2021
14) Hakeem FF, Bernabé E, Sabbah W, et al. : Association between oral health and frailty among American older adults. J Am Med Dir Assoc 22 (3) : 559-563, e2, 2021
15) Cousin, AS, Bouletreau P, Giai J, et al. : Severity and long-term complications

88002-919 JCOPY

of surgical site infections after orthognathic surgery : a retrospective study. Sci Rep 10 (1) : 12015, 2020
16) Canullo L, Laino L, Longo F, et al. : Does chlorhexidine prevent complications in extractive, periodontal, and implant surgery? A systematic review and meta-analysis with trial sequential analysis. Int J Oral Maxillofac Implants 35 (6) : 1149-1158, 2020
17) Jedliński M, Grocholewicz K, Mazur M, et al. : What causes failure of fixed orthodontic retention? Systematic review and meta-analysis of clinical studies. Head Face Med 17 (1) : 32, 2021
18) Ebrahimi P, Hadilou M, Naserneysari F, et al. : Effect of photobiomodulation in secondary intention gingival wound healing-a systematic review and meta-analysis. BMC Oral Health 21 (1) : 258, 2021

第3章　研究デザイン

第4章

論文の読み方

1 実際の論文を詳細に読む

1 論文の構成 (IMRAD)

　論文には基本的な構成があり，いくつかのポイントを押さえながら読むと，意外に簡単に内容を理解することができます．

　ただ漠然と全文を翻訳するように読むことは避けるべきです．また，飛ばし読み，拾い読みもお勧めではありません．Abstract と図表と Conclusion だけつまみ食いする読み方をしていると，いつまでたっても本当の意味で論文を読みこなすようにはなれません．論文は精読が基本です．重要なポイントを押さえつつ精読する習慣が身に付けば，論文を読むことの苦痛がなくなり，楽しく読めるようになるでしょう．

　Original article（原著論文）は Abstract（抄録）と本文に分かれます．
Abstract は，Structured Abstract（構造化抄録）と呼ばれる形式で書かれていることが多く，Backgrounds（背景），Methods（方法），Results（結果），Conclusion（結論）という 4 つに区切られることが多くなっています（ジャーナルによってはさらに細分化されたパーツで構成されることもあります）．

　本文の構成は，Introduction（緒言），Methods（方法），Results（結果）and Discussion（考察）に分かれます．それぞれの頭文字をとって IMRAD と呼ばれます．Introduction では，本研究課題を取り巻く現況と本研究で調べたい目的が明確に述べられます．Methods では，研究のデザイン，対象者，介入／曝露，アウトカム，統計解析手法などが記載されます．Results は研究の主たる結果が Table（表）や Figure（図）とともに記載されます．Discussion では，先行研究の知

88002-919 JCOPY

見を踏まえた本研究結果の解釈，本研究の新規性や長所，研究結果から得られる臨床的含意，研究の限界などが論じられます．本文の終わりに References（引用文献）と Acknowledgement（謝辞）が続きます．

それでは，実際の論文を題材に，論文の読み方を解説します．紹介する論文は本書の著者らが行った研究であり，タイトルは "Preoperative Oral Care and Effect on Postoperative Complications after Major Cancer Surgery（術前口腔ケアの癌手術後合併症に対する効果）" です[1]．

本論文は日本の全国レセプトデータベースを用いて行われた観察研究です．厚生労働省は 2011 年より医科・DPC・歯科・調剤の診療報酬情報を収集したレセプト情報・特定健診等情報データベース（NDB）を構築し，研究者にデータ提供を行っています．このデータベースを用いて，術前口腔ケアが癌手術後の合併症等を軽減する効果があるかどうかを検証する研究を行いました．

2 Introduction

一般に Introduction は 3 ～ 4 段落で構成されます．

Introduction の内容には，1）研究の背景，2）現在までにわかっていることは何か？（What is already known?），3）まだわかっていないことは何か？（What remains unknown?），4）研究の目的が含まれます．

Introduction は通常，300～500 ワード程度で短くまとめられていることが多く，論文の背景や目的が簡潔に記されます．

1）研究の背景

本論文では，1 段落目に以下のように記されています．

"The reported incidence of postoperative pneumonia ranges from 2.6 to 3.5 percent. Previous studies have shown significant associations between postoperative pneumonia and

both prolonged length of hospital stay and mortality."
〔癌手術後の肺炎は 2.6〜3.5％の患者に発症し，肺炎を発症する
と死亡率が高くなりまた在院日数が長くなる，と先行研究では報
告されている.〕

また，2段落目には本研究のテーマとなる術前口腔ケアが術後肺炎
を予防するメカニズムについて記載されています.

2) 現在までにわかっていることは何か？

3段落目前半には術前口腔ケアが術後肺炎を予防するかどうかについ
ての先行研究のまとめが以下のように記載されています.

"Studies have shown oral care by dentists to be significantly
better than routine oral care in terms of reducing ventilator-
associated pneumonia."
〔先行研究によると，歯科医師による口腔ケアが通常の口腔ケアに
比べて人工呼吸器関連肺炎の減少に有意に関連していた.〕

3) まだわかっていないことは何か？

3段落目の後半には先行研究の弱点と，まだわかっていないことに
ついて以下のようにまとめられています.

"it remains unclear whether preoperative oral care can
reduce postoperative pneumonia and mortality."
〔術前口腔ケアが術後の肺炎や死亡率を減少させるかは明らかに
なっていない.〕

"these were limited by small sample sizes and a small
number of participating institutions.
〔これら（の先行研究）は研究対象者が少人数であり，参加施設数
も少数である.〕

88002-919 JCOPY

4) 研究目的

緒言の最後には，本研究の目的が記載されています.

> "The present study used a nationwide database in Japan to examine the association between preoperative oral care by dentists and postoperative pneumonia and all-cause mortality in patients who underwent cancer surgery."
> 〔本研究では日本の全国レベルのデータベースを用いて癌手術を行った患者に対する歯科医師による術前口腔ケアと術後肺炎・全死亡率の関連について調べた.〕

3 Methods

Methods では通常，1) 研究デザイン，2) セッティング，3) 対象患者，4) 介入 / 曝露とアウトカム，5) 調整する変数，6) 統計解析，などが記載されます. Methods は小見出し（subheading）で細分されることもあれば，されないこともあります.

本論文では Methods は小見出しで分かれており，Patients，Exposure and outcomes，Propensity score analyses，Statistical analysis となっています.

1) 研究デザインとセッティング

最初の段落は研究のデザインとセッティングについて解説しています.

> "This was a retrospective observational cohort study carried out using data from the National Database of Health Insurance Claims in Japan."
> 〔本研究は日本のレセプト情報・特定健診等情報データベースを用いた後向きコホート研究である.〕

2) 対象患者

まず対象の組み入れ基準 (inclusion criteria) が以下のように示されています.

"Patients who underwent surgery for head and neck, oesophageal, gastric, colorectal, lung or liver cancer between May 2012 and December 2015 were identified."

〔2012年5月～2015年12月に頭頸部癌, 食道癌, 胃癌, 大腸癌, 肺癌, 肝臓癌手術が行われた患者が含まれた.〕

続いて除外基準 (exclusion criteria) が記載されています.

3) 介入 / 曝露とアウトカム

本研究の曝露 (exposure) は, "preoperative oral care from a dentist within 30 days of surgery"(手術30日前～手術日までの歯科医師による術前口腔ケア)です. アウトカムは "postoperative pneumonia and all-cause mortality within 30 days of surgery during the hospital stay(術後肺炎と術後30日以内の院内の全要因死亡率)です.

ここで本研究のPECOをまとめると以下の表になります.

Patient/Participant：2012年5月～2015年12月に頭頸部癌,
　　　　　　　　　　食道癌, 胃癌, 大腸癌, 肺癌, 肝臓癌
　　　　　　　　　　手術が行われた患者
Exposure：手術30日前～手術日までの歯科医師による術前
　　　　　口腔ケアの実施あり
Control　：歯科医師による術前口腔ケアの実施なし
Outcome　：術後肺炎と術後30日以内の院内の全要因死亡率

本研究の時間軸によるイメージを図4-1に示します.

88002-919 JCOPY

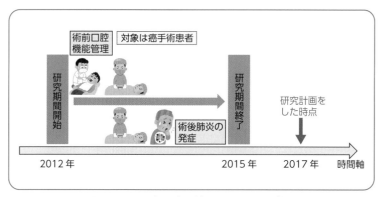

図 4-1　研究の時間軸によるイメージ図

4）調整する変数

　本研究では傾向スコア分析（propensity score analyses）を用いています．Propensity score（傾向スコア）の計算に投入した調整変数の定義が記されています．

"a multivariable logistic regression model was used that included demographic characteristics, diagnoses, prescription information, procedures, number of dental clinic visits, number of medical outpatient clinic visits and number of hospital admissions during the baseline period."
〔患者背景要因，診断名，処方情報，処置，歯科外来への受診回数，医科外来への受診回数，および入院数を含む多変量ロジスティック回帰モデルが用いられた.〕

"Demographic characteristics included : age, sex, year, prefecture code of the institution, hospital volume, cancer site, type of cancer resection, and any difficulty with general anaesthesia."
〔患者背景要因には，年齢，性別，年，施設の県コード，施設別症例数,癌の部位,癌切除のタイプ,および全身麻酔困難が含まれた.〕

5) 統計解析

Statistical analysis には統計解析の方法が記載されています．用いた統計手法は傾向スコア逆確率重み付け法（inverse probability of treatment weighting, IPTW）です．この方法の詳細については他書をご参照ください[2]．この方法を簡単に説明すると，治療（曝露）を受ける確率（傾向スコア）を患者背景因子から求め，曝露群と対照群で，傾向スコアの逆確率により重み付けすることによって，群間の患者背景のバランシングを行うものです．これにより，測定された交絡因子の調整が可能となります．

本研究では癌の種類でグループ分けが行われ，サブグループ分析（subgroup analyses）が実施されました．サブグループ分析とは，特定の要因によって患者をグループ分けし，グループごとに主解析と同様の解析を行うものです．

その後に感度分析（sensitivity analyses）という項目があります．感度分析を行うことにより，主解析の結果の頑健性（robustness）を確認できます．主解析では，曝露を「手術30日前〜手術日までの歯科医師による術前口腔ケア」と定義していました．感度分析では曝露を「7日前〜手術日まで」と再定義して解析を行っています．感度分析の結果が主解析の結果と同様であれば，結果が頑健であるといえます．

Methods の重要な点として，研究の再現性を保つために，研究方法について詳細に記す必要があります．研究が再現できることは，研究の不正防止に繋がります．統計解析手法については，他者が同じデータを用いて同じ解析した際には同じ結果が得られるぐらいに正確に記される必要があります．

なお，本研究はデータベースを利用した観察研究です．RCT の場合は，ランダム化や盲検化の手順，患者のリクルートの方法，サンプルサイズ設計など，研究の詳細を明示する必要があります．事前にプロトコール論文として方法だけを記載した論文が出版されることもあります．

88002-919 JCOPY

4 Results

Results には，1) 患者選択の結果，2) 患者背景，3) 主解析の結果，
4) 副次解析の結果，の順で記載されます．

Results は研究で得られた事実のみを示します．Results の中では患
者選択フローチャート，患者背景の表，主解析の結果の表が記載され
ていることが多いでしょう．その後，副次解析の結果が記載されるこ
ともあります．他に多くの結果がある場合は，本文中ではなく，
Supplement（補遺）や Appendix（付録）という別ファイルで図表が示
されていることがあります．

1）患者選択の結果

本論文では，Results の最初の段落に患者選択の結果が記されてい
ます．この内容を図で表した「患者選択フローチャート」が Figure 1
として提示されています．

本研究では，2012 年 5 月〜 2015 年 12 月の期間に頭頸部癌，食道
癌，胃癌，大腸癌，肺癌，肝癌の切除術を施行された患者が 780,390
人いました．

次にそれぞれの除外基準に当てはまる患者の人数が記載されていま
す．最終的に 271,211 人が解析から除外されています．例えば，"Those
without cancer in the primary diagnosis at admission"（主病名が癌で
はない患者）41,591 人が除外されています．他の主病名で入院し，入院
中の検査で癌が新たに発見され癌切除術を受けた患者は，研究対象者
として相応しくないため除外しています．適格患者（eligible patients）
は 509,179 人おり，そのうち歯科医師による術前口腔ケアを受けてい
た患者は 81,632 人，受けていなかった患者は 427,547 人でした．

2）患者背景

一般に Table 1 には，患者背景の記述統計データが記載されること
が多いです．患者背景には，年齢，性別，人種，既往歴，服薬歴な
ど，研究内容と関連があると考えられる情報が含まれます．群間のア

ウトカム比較研究では，各群に層別化した患者背景が記述されます．

本論文の Table 1 では，全患者と逆確率重み付け後に分けて，それぞれ術前口腔ケアあり群と術前口腔ケアなし群に層別化して，各要因（年齢，性別，癌の部位）の割合（%）が記述されています．

術前口腔あり群・なし群間の各要因の割合の差は，標準化差（standardized difference）で示されています．標準化差が 10% 以下の場合，2 群に大きな差はないとされます．

例えば，年齢が 69 歳以下の集団について，全患者では術前口腔ケアあり群では全体の 44.6%，術前口腔ケアなし群では全体の 47.3% を占めており，標準化差は 5.5% です．この値が 10% 以下であるため，両群の差はあまりないとみられます．

次に，逆確率重み付け後では，69 歳以下の患者の割合は，術前口腔ケアあり群では 44.6%，術前口腔ケアなし群でも 44.6% であり，標準化差は 0.0% となっています．つまり逆確率重み付けによって 2 群間の差はさらに小さくなっています．

「癌の部位」の「頭頸部」の割合は，全患者における術前口腔ケアあり群では 6.9%，術前口腔ケアなし群では 10.9%，標準化差は 14.1% となっています．標準化差は 10% より大きいため，この 2 群間では患者背景に偏りがあると言えます．次に逆確率重み付け後では，術前口腔ケアあり群が 6.9%，術前口腔ケアなし群が 7.4% となり，標準化差は 2.1% となっています．つまり逆確率重み付けによって 2 群間の差は小さくなっています．同様に，逆確率重み付け後では各要因の群間の標準化差はいずれも大幅に減少し，群間の背景因子がうまくバランシングされていることがわかります．

なお，第 5 章 2 で解説しますが，2 群間の割合を比較するためにカイ 2 乗検定が行われます．しかし，患者の背景因子の群間比較のためにカイ 2 乗検定などの検定を行い，その P 値を表中に示し，$P > 0.05$ であることをもって有意差なし，とすることはあまり推奨されません．なぜならば，P 値は症例数に強く依存し，症例数が少ないと P 値は大きくなる傾向があるからです．本研究のようなデータベース研究では症例数がけた外れに多いため，P 値は非常に小さい値になりがち

88002-919

であり，その数値にはほとんど意味がありません．かわりに，症例数に依存しない標準化差により2群の背景因子を比較することが推奨されます．

3) 主解析の結果

本論文では，Table 2に主解析の結果が記載されています．

調整後の術後肺炎の割合は術前口腔ケアあり群・なし群それぞれで3.28％・3.76％であり，リスク差（95％信頼区間）は−0.48％（−0.64〜−0.32）でした．

調整後の術後30日死亡の割合は術前口腔ケアあり群・なし群それぞれで0.30％・0.42％であり，リスク差（95％信頼区間）は−0.12％（−0.17〜−0.07）でした．

なお，論文本文にもキーとなる結果が記載されます．

"Table 2 shows risk differences for postoperative pneumonia and all-cause mortality within 30 days of surgery between patients who did and did not receive preoperative oral care from a dentist. In the IPTW estimation, preoperative oral care by a dentist was associated with a significantly lower proportion of diagnoses of postoperative pneumonia (3.28 versus 3.76 per cent；risk difference −0.48 (95 per cent c.i. −0.64 to −0.32) per cent；$P < 0.001$) and lower all.cause mortality rate within 30 days of surgery (0.30 versus 0.42 per cent；risk difference−0.12 (−0.17 to −0.07) per cent；$P < 0.001$)."

〔術後肺炎の発生割合は，術前口腔ケアあり群・なし群においてそれぞれ3.28％と3.05％でした．統計学的に交絡調整を行った結果は，それぞれ3.28％と3.76％となり，リスク差（risk difference）は−0.48であり，$P < 0.001$と統計学的に有意差ありという結果になりました．同様に術後30日死亡についても両群間に有意差ありという結果となりました．〕

4）副次解析の結果

本論文の Table 3 はサブグループ分析の結果を示しています．癌の種類でグループ分けを行い，それぞれの結果をまとめています．

本論文の Table 4 は感度分析の結果を示しています．主解析の結果と大きく結果が異ならないことを確認しています．

5 Discussion

Discussion には，1）結果の要約，2）研究結果の先行研究との比較，3）研究結果の解釈と意義，4）研究の強みと限界，などが記述されます．

強みについては，その研究が初めて明らかにした点，他の研究と異なる優れた点について言及されます．研究の限界では，バイアスの可能性などの弱点について正しく記載され，結果の解釈にかかる注意点についても言及される必要があります．

1）結果の要約

本論文においても，研究デザインと研究目的について簡潔に述べた後，主解析の結果についてのみ端的に示されています．

> "This nationwide retrospective cohort study of 509 179 patients who underwent major cancer surgery investigated the association between preoperative oral care by a dentist and postoperative complications. The IPTW method was used to adjust for numerous confounding factors. The results showed that receiving preoperative oral care from a dentist was significantly associated with a reduction in postoperative pneumonia and all-cause 30-day mortality."
>
> 〔本研究は全国 509,179 人の癌手術を行った患者を対象とした後向きコホート研究であり，歯科医師による術前口腔ケアと術後合併症の関連について調べた．IPTW 法を用いて多数の交絡因子を調整した．歯科医師による術前口腔ケアは術後肺炎の発症および

88002-919 JCOPY

30日以内の全死亡の低下と統計学的に有意に関連がある，という結果が得られた.〕

2）研究結果の先行研究との比較

次の段落では先行研究との比較を行っています．

"The incidence of postoperative pneumonia in this study (3.09 per cent) was consistent with that reported in previous studies ; however, the in-hospital mortality rate within 30 days of surgery in this study (0.34 per cent) was lower than reported previously (0.9-7.6 per cent).
〔術後肺炎の発生割合3.09％は先行研究と一致していたが，術後30日死亡率については0.34％であり，先行研究の0.9〜7.6％よりも低い結果であった.〕

そして次の段落では，術前口腔ケアが術後肺炎を予防するかどうかに関する先行研究について言及しています．

"The question of whether preoperative oral care by a dentist can decrease postoperative complications remains controversial because insufficient evidence has been provided in previous studies."
〔歯科医師による術前口腔ケアが術後合併症を減少させるかについては，十分な先行研究によるエビデンスがなく，いまだに議論の渦中にある.〕

さらにこの後に，先行研究の詳細についてまとめています．

3）研究結果の解釈と意義

6段落目に研究結果の解釈と意義が記載されています．

"The findings suggest that preoperative oral care by a dentistmay be beneficial for patients undergoing cancer surgery, even if they were intubated temporarily. Furthermore, this study can contribute to improving the prevention of postoperative pneumonia."

〔本研究で得られた結果は，癌手術を行う患者にとって，たとえ一時的な気管内挿管だとしても，歯科医師の術前口腔ケアが有益である可能性を示唆する．さらに，本研究は術後肺炎の予防法を改良することに貢献できる.〕

4）研究の強みと限界

7段落目に研究の強み，8段落目に研究の限界を記載しています．

"The study analysed approximately 500 000 patients, representing almost all those undergoing major cancer surgery in Japan. It was possible to adjust for numerous factors to eliminate potential confounders, including several previously reported confounding factors (age, sex, hypertension, diabetes mellitus, pulmonary disease, type of surgery and poor general condition)."

〔本研究は全国レベルのデータを利用し，国民全体を代表する50万人以上の患者を対象にした研究である．また，多くの交絡となる可能性のある変数（年齢，性，高血圧，糖尿病，肺疾患，手術の種類，全身状態）について調整を行った.〕

"The present study had several limitations. Recorded diagnoses and procedures are not well validated in administrative data. A previous validation study showed that recorded diagnoses had high specificity but lower sensitivity, whereas documented medications and procedures had high

88002-919 JCOPY

sensitivity and specificity. Because the intervention of preoperative oral care by a dentist was not standardized, the quality of the procedures was dependent on the specific hospital or dentist. No data were obtained on several potential confounders, including BMI, smoking status and functional dependency."

〔本研究にはいくつかの限界がある．記載されている傷病名や処置について，妥当性は検証されなかった．過去の妥当性研究によれば，傷病名記録は特異度が高く，感度が低いことが示され，一方薬剤や処置の記録については高い感度と特異度が示された．また，歯科医師による術前口腔ケアの内容は標準化されておらず，ケアの質は各病院や各歯科医師に依存していた．BMI（体格指数），喫煙状況，機能的依存度などのいくつかの潜在的交絡因子に関するデータは得られなかった．〕

第4章　論文の読み方

6 Conclusion

論文の最後には，Conclusion（結論）が書かれます．Discussion とは独立した Conclusion のセクションが存在する場合もあり，Discussion の最後の段落に結論が示されることもあります．

本研究の結論は以下のとおりです．

"The present study showed that preoperative oral care by a dentist was associated with a significant decrease in postoperative pneumonia and all-cause 30-day mortality following cancer resection among the population defined by the Japanese nationwide database. The findings could help improve strategies for the prevention of postoperative complications."

JCOPY 88002-919

121

〔本研究では，日本の全国レベルのデータベースを利用して，術前口腔ケアが癌切除術後の肺炎および術後 30 日死亡の減少と関連していることを明らかにした．この発見は術後合併症を予防するための手段を改良することにつながる可能性がある．〕

Column 英文論文は睡眠薬？

　本書の著者（石丸）は今でこそ英文論文を読むことに苦痛を感じなくなっていますが，研修医になり論文を読み始めた頃はすぐに眠くなっていました．研修医の頃にお世話になった先輩が，親切心から「この論文が面白くて勉強になるから読んだほうがいいよ」と論文のコピーを手渡してくれました．頑張って読もうとしたものの，医学論文の基本構成さえ知らず，頭から全訳して読もうとしていました．わからない英語を日本語に訳してもやはりわかりません．医局の机に向かって論文を読んでいるうち，机に突っ伏して寝ていることもありました．「英文論文」「眠くなる」というキーワードでインターネット検索すると，多くの人が同じような悩みを持っていることがわかります．疲れたときに眠りへと誘われる英文論文は，ある意味で良質な睡眠薬と言えるかもしれません．しかし，読むことに慣れてくれば，論文は新しく刺激的な情報の源であることを実感します．楽しく読めれば，睡眠薬どころか，中枢神経刺激薬にもなるでしょう．

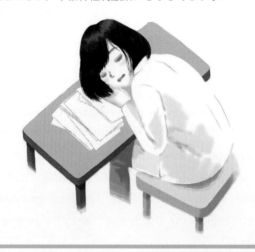

88002-919 JCOPY

論文の批判的吟味

1 論文のチェックリスト

　根拠に基づく医療（EBM）のステップの1つに「論文の批判的吟味」があります．論文の質をチェックするための公式な声明（statement）に基づいて，論文を精読し，質を評価する方法です（表4-1）．研究デザインごとに声明が作成されており，**EQUATOR Network** という組織のホームページから閲覧できます[3]．

表4-1　論文の質をチェックするための公式な声明

研究デザイン	声明
システマティックレビュー・メタアナリシス	**PRISMA** (the Preferred Reporting Items for Systematic Reviews and Meta-analyses) 声明
ランダム化比較試験	**CONSORT** (Consolidated Standards of Reporting Trials) 声明
観察研究	**STROBE** (Strengthening the Reporting of Observational Studies in Epidemiology) 声明
診断研究	**STARD** (Studies of diagnostic accuracy) 声明
日常的に集積されるデータによる観察研究	**RECORD** (REporting of studies Conducted using Observational Routinely-collected Data) 声明

2 CONSORT

　一般に，RCT と観察研究の原著論文を読む機会が多いので，それらに対応する CONSORT と STROBE について本書では解説します．

　RCT のための **CONSORT 声明**のチェックリストを一部抜粋して**表4-2**に紹介します（CONSORT2010 声明：ランダム化並行群間比較試験報告のための最新版ガイドラインより）．

表 4-2　CONSORT 声明のチェックリスト

章／トピック	項目番号	チェックリスト項目
Title, Abstract	1a	タイトルに RCT であることを記載
Introduction	2a	科学的背景と論拠の説明があるか
	2b	特定の目的または仮説があるか
Methods		
試験デザイン	3a	試験デザイン（並行群間，要因分析など），割り付け比の記載
参加者	4a	参加者の適格基準が記載
アウトカム	6a	事前に明確に定義された主要・副次アウトカム評価項目の記載
症例数	7a	どのように目標症例数が決められたか
ランダム化	8a	割振り順番を作成した方法を記載
ブラインディング	11a	盲検化されていた場合，誰がどのように盲検化されていたか
統計学的手法	12a	主要・副次的アウトカムの群間比較に用いられた統計学的手法記載
Results		
参加者の流れ	13a	フローチャートにランダム割り付けされた人数，意図された治療を受けた人数，主要アウトカムの解析に用いられた人数の記述
ベースライン・データ	15	各群のベースラインにおける人口統計学的（demograpjoc），臨床的な特性を示す表を記載
アウトカムと推定	17a	主要・副次アウトカムについて各群のエフェクトサイズの推定とその精度（95％信頼区間など）の記載
Discussion		
限界	20	試験の限界，可能性のあるバイアスや精度低下の原因，関連する場合は解析の多重性の原因を記載
一般化可能性	21	試験結果の一般化可能性を記載
その他の情報		
登録	23	登録番号と試験登録名
資金提供者	25	資金提供者とその他の支援者（薬剤の供給者），資金提供者の役割

　Title, Abstract, Introduction, Methods, Results, Discussion, その他の情報とチェックリスト項目が列挙されています．このチェックリストに従うことにより，報告の明確さ，完全性，透明性が担保されます[4]．ジャーナルによってはこのチェックリストを用いて投稿論

88002-919 **JCOPY**

文の内容をチェックした上で，該当するページ番号を記載したチェックリストを投稿時に提出することが求められる場合もあります．

このチェックリストは，論文を読む際の参考にすることもできます．例えば「適切な方法でサンプルサイズの計算をしていないために，サンプルサイズが不足している可能性がある」「適切にランダム化していない可能性がある」「考えられるバイアスについて適切に調整していない」などをチェックできます．

3 STROBE

観察研究のための STROBE 声明では，データソースや測定方法，対象となった患者の基準，バイアスに対する方策，欠損データの取扱いの記載などが求められています．

STROBE 声明については日本語版の「疫学における観察研究の報告の強化 (STROBE 声明)：観察研究の報告に関するガイドライン」が，英語版の STROBE Statement とともに公式サイトに掲載されているので，そちらを参照してもよいでしょう[5]．

4 利益相反

論文の内容自体には直接関係はありませんが，**利益相反 (conflict of interest, COI)** について明確に報告する必要があります．日本国内の学会でも，発表スライドの中に COI の表明に関するスライドの挿入が求められることが多くなっています．

利益相反とは，研究者や医療者としての立場上追求すべき利益・目的と，その人物が他にも有している立場や個人としての利益とが，競合や相反している状態をいいます．企業から研究費の提供を受けている，講演料などの報酬を受けている，無報酬であっても顧問や役員の立場にいる，などが利益相反の状態です．利益相反はそれ自体が研究に悪影響を与えるものではなく，適正に開示することで透明性・公正性を保つことが重要です．

Column ━━ 査読 (peer-review) とは？ ━━

　投稿論文がジャーナルに採択されるまでに，査読 (peer-review) が行われます．査読とは同領域の専門家たちによる論文の評価です．投稿された論文はまず，ジャーナルのエディター（編集者）によって，即リジェクトか，査読に回すかが決定されます．この時点のリジェクトをエディターキックといいます．まったくスコープが違うジャーナルに投稿してしまったか，論文がエディターに興味を持たれなかったかのどちらかであり，著者としては少し悲しい気持ちになります．エディターキックされなかった場合は査読に回ります．エディターは，投稿論文の内容に関する領域の専門家たちに査読を依頼します．査読は通常，特に報酬もなく，研究者の業績にもなりません．科学の発展のために，ボランティアで行われます．査読者は論文を読んだうえで，批評や修正意見を記載し，エディターに返信します．数人の査読者たちの意見を参考にして，エディターはアクセプト（採択）か，リバイズ（修正）か，リジェクト（拒絶）かの決定を行い，著者へ回答します．リバイズの場合，著者はエディターと査読者の意見に従って修正を行い，再投稿します．このやりとりを繰り返し，エディターが最終的に掲載可能と判断した場合にアクセプトとなります．

　査読者に選ばれる研究者は，必ずしもその領域のオーソリティーというわけではありません．若手研究者でも何本か論文がジャーナルに掲載されると，同じ領域の投稿論文の査読依頼がきます．査読される側から，査読する側に回ります．忙しくても，可能な限り査読依頼は受けるべきでしょう．これまで自分の論文を査読してもらった恩返しとして，今度は別の研究者の論文を査読する，というように考えましょう．

📖 参考文献

1) Ishimaru M, Matsui H, Ono S, et al. : Preoperative oral care and effect on postoperative complications after major cancer surgery. Br J Surg 105 (12) : 1688-1696, 2018
2) 康永秀生，笹渕裕介，道端伸明，他：できる！傾向スコア分析－SPSS・Stata・R を用いた必勝マニュアル－，金原出版，東京，2018
3) https://www.equator-network.org/
4) 津谷喜一郎，他訳：CONSORT2010 声明－ランダム化並行群間比較試験報告のための最新版ガイドライン－．Jpn Pharmacol Ther（薬理と治療）38 (11) : 939-947, 2010
5) https://www.strobe-statement.org/

第5章

統計解析の基礎

本章「統計解析の基礎」を本書の最後に配置した理由は，多くの人々が統計に対して苦手意識を強くもっており，「統計」と聞くだけで不安な気持ちになる可能性があるためです．

しかし，統計がわからないと，論文の内容を真に理解するのも難しいでしょう．本章では，論文を読むために必要な統計解析の基礎について解説します．

より詳細に知りたい方は，本書の姉妹書である『統計手法のしくみを理解して医学論文を読めるようになる本』（新興医学出版社）をご参照ください．

1 平均値，中央値

最初に**平均値**（mean または average）と**中央値**（median）の違いを説明します．

75歳以上の高齢者5人に対して歯科検診を実施したところ，残存している歯の本数は以下の**表5-1**の通りでした．

表5-1 75歳以上の高齢者5人の歯の本数

	Aさん	Bさん	Cさん	Dさん	Eさん
歯の本数	28	27	20	5	0

平均値は，すべての人の歯の本数の合計 / 人数 = (28 + 27 + 20 + 5 + 0) /5 = 16本となります．

中央値は，各人の歯の本数に順序をつけ，中央に位置する人の歯の本数になります．今回は5人なので，3番目の値，すなわちCさんの

88002-919 JCOPY

20 本が中央値になります.

　このように平均値と中央値は異なることがよくあります. これにはデータの**分布 (distribution)** が関係しています. 分布とは, 統計の対象とする集団の属性の階級別の出現頻度を示します.

　縦軸に度数 (人数), 横軸に階級をとったグラフを**ヒストグラム (histogram)** と言います. 図 5-1 は, 歯科検診を実施した 1 万人の歯の本数 (0 ～ 28 本, 智歯を除く) の分布を示すヒストグラムです. 歯の本数は 16 ～ 17 本ぐらいを頂点に, 左右にいくほど人数が減っていることがわかります.

　正規分布 (normal distribution) は左右が完全に対象の分布になっています (図 5-2).

　図 5-2 の正規分布と比較すると, 図 5-1 では中心より右側に頂点があることがわかります. このような分布は「左に裾を引いている分布」と言います. 正規分布は平均値と中央値が一致し, 左右のどちらかに裾を引いている分布の場合は平均値と中央値が一致しません.

　多くの変数は, 症例数が多くなると正規分布に近づきます. 例えば身長のデータの分布は, 症例数が多くなればどの年齢でも男女に関係

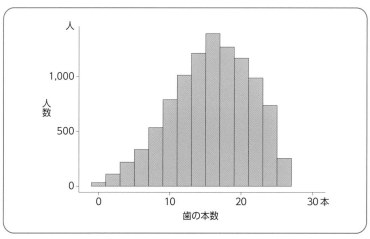

図 5-1　1 万人の歯科検診受診者の歯の本数のヒストグラム

なく正規分布を示します（**図 5-3**）.

　上限や下限が決まっている変数，外れ値（全体的な傾向から大きく離れた値）が比較的多く発生しうる変数は正規分布に従いません．代表的なものとして，所得の分布が挙げられます（**図 5-4**）．所得が 0 円の人々も少なからずいますし，高齢の年金生活者は現役世代に比べて所得が低くなっています．そのため所得の分布は，低所得層が相対的

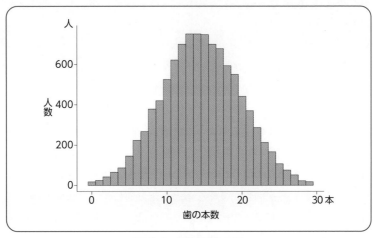

図 5-2　正規分布の例

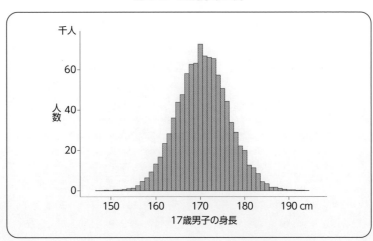

図 5-3　2019 年度学校保健統計調査から 17 歳男子の身長の分布 [1)]

88002-919 JCOPY

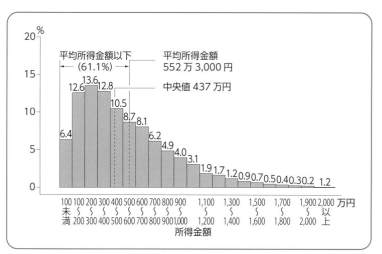

図 5-4　2019年国民生活基礎調査からの所得金額階級別世帯数の相対度数分布[2]

に多くなります．一方，超高額所得者も少数ですが存在します．その
ため，所得は右に裾を引いている分布になります．

2 標準偏差と分散

　分布を表現するには，平均値の他に，**分散 (variance)** や**標準偏差
(standard deviation, SD)** といったデータのばらつきを示す指標を
用います．

　分散は，まずすべての標本の平均値を計算し，個々の値と平均値と
の差の二乗を計算し，それらを合計し，標本数（もしくは標本数 −1）
で割ることによって得られます．標本数で割る場合，求めた分散は標
本分散と呼ばれ，標本数 −1 で割る場合は，求めた分散は不偏分散と
呼ばれます．標本から母集団の値を推計する場合は通常，不偏分散を
用います．

　表 5-1 の例では，平均値は 16 です．分散は以下の式で計算できます．

$$分散 = \frac{(28-16)^2 + (27-16)^2 + (20-16)^2 + (5-16)^2 + (0-16)^2}{5-1} = 164.5$$

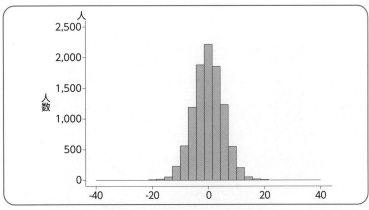

図 5-5　平均 0, SD = 5 の分布

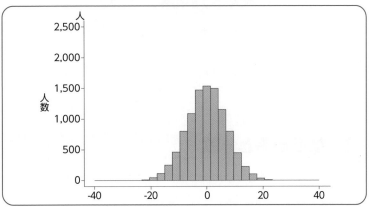

図 5-6　平均 0, SD = 7 の分布

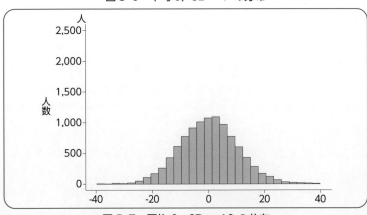

図 5-7　平均 0, SD = 10 の分布

88002-919 JCOPY

分散の平方根が標準偏差になります.

$$標準偏差 = \sqrt{164.5} = 12.8$$

これらの数値を用いることでデータのばらつきの度合いがわかります.

標準偏差が大きくなるとヒストグラムは平べったい形(データがばらついている分布)に変形します(図 5-5〜7).

3 母集団と標本

母集団 (population) とは,特定の要因をもつ人々の集団です.例えば,日本に住む 65 歳以上の高齢者の母集団は約 3,600 万人です.日本に住む 65 歳以上の高齢者を対象とする研究を計画する際,3,600万人の母集団全体を調査する悉皆調査の実施は非現実的です.そこで母集団の中から一定数の**標本 (サンプル,sample)** を抽出し,標本から得られる統計量を用いて母集団の統計量を推計します.

例えば,**図 5-8** において,母集団は A 町の町内会に所属している 15 人の高齢者であるとします.この母集団から,1 回目は 4 人,2 回目は 5 人だけ選んで調査することにしました.この場合,15 人の母

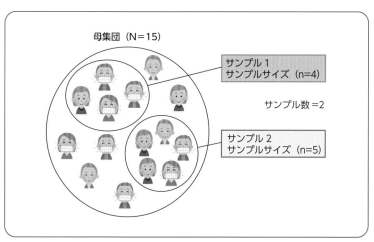

図 5-8　母集団とサンプルサイズ

集団から4人と5人の標本を抽出する，といいます．4人と5人はそ
れぞれの**標本の大きさ (サンプルサイズ，sample size)** と言います．
1回目と2回目で標本は2つあるので，**標本数 (サンプル数)** は2とな
ります (**図5-8**)．

　母集団から無作為に標本を抽出する場合を**無作為抽出 (ランダムサ
ンプリング)** といいます．無作為抽出された標本は，母集団を代表し
ているといえます．
　母集団に研究参加を募り，手を挙げてくれた人だけを選択した場合
は，ランダムサンプリングではなく，選択バイアスがある可能性があ
ります (第3章1 (2) 参照)．

4 標準誤差と95%信頼区間

　標準誤差 (standard error，SE) とは，推定量のばらつきを示します．
上記のように，研究では通常，母集団全員の悉皆調査を行うことはで
きず，母集団から標本抽出を行い，母集団の統計量を推計します．
　しかし，標本から求めた平均値 (標本平均) は，母集団の平均値 (母
平均) とは一致しません．そこで，標本平均と，母平均の違いの程度
を以下の標準誤差で表します．

$$\text{標準誤差 (SE)} = \frac{\text{標準偏差}}{\sqrt{\text{サンプルサイズ}}}$$

　表5-1の5人の歯の本数に関する例では，標準偏差が12.8，サンプ
ルサイズは5であるため，標準誤差は以下の式で求められます．

$$\text{SE} = \frac{12.8}{\sqrt{5}} = 5.72$$

　標準誤差が大きければ大きいほど，母集団の平均値の推定量の誤差
がより大きいということを表しています．

88002-919 JCOPY

標準誤差と標準偏差はまぎらわしいですが，データのばらつきを示したいときには標準偏差を用い，母平均を推定したいときは標準誤差を用います.

また，母平均の推定には，標準誤差ではなく，**95％信頼区間 (CI, confidence interval)** で表すこともあります．95％信頼区間は母集団から100回サンプルを抽出したときに95回の平均値がその区間に入るという範囲のことです．母集団からたまたま選ばれた1つの標本平均値は，母平均とは大きく異なっている可能性もあります．そのため，点推定（1つの値の推定値）を求めるのではなく，区間推定（幅を持たせた推定値）を行います．母集団から多数回標本抽出を繰り返すと，平均値の分布は正規分布に従います（図5-9）.

95％信頼区間は以下の式で計算できます.

$$95％信頼区間 = 平均値 \pm 1.96 \times 標準誤差$$

正規分布の特性上，サンプルから得られた平均値の ±1.96 × 標準誤差の範囲内には，全体の95％の平均値が含まれます．つまり，100

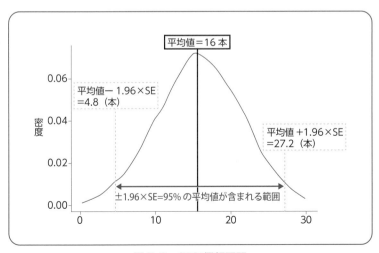

図 5-9　95％信頼区間

個のサンプルによる平均値の 95 個はこの区間に含まれています.

　前掲の 5 人の歯の本数に関する例では，A 〜 E さんの 5 人の標本平均は 16，標準誤差は 5.72 であるため，95 ％信頼区間は 4.8 本から 27.2 本となります．母平均の 95 ％信頼区間の幅は非常に広く，たった 5 人の標本から母平均を推定することは難しいことがわかります．標準誤差が小さければ 95 ％信頼区間は狭くなります．標準誤差はサンプルサイズの平方根に反比例するため，サンプルサイズが大きければ大きいほど，標準誤差は小さく，95 ％信頼区間の幅は狭くなります.

　例えば前掲の例で，サンプルサイズを 5 人から 100 人に増加させたとします．平均値 16，標準偏差 12.8 は同じと仮定すると，標準誤差は $\frac{12.8}{\sqrt{100}}$ = 1.28 です．95 ％信頼区間は 16 ± 1.96 × 1.28 ですので，13.5 から 18.5 本と計算されます.

Column ■ おもしろ論文の紹介① : 5 歳児の 1 日唾液量

　イグ・ノーベル賞は，「人々を笑わせ考えさせた業績」に送られる，ノーベル賞のパロディです．毎年のように日本人が受賞するニュースを耳にします.

　1995 年に渡部茂氏（当時北海道医療大学所属）が発表した「5 歳児が 1 日に分泌する唾液量の測定」という論文が，24 年後の 2019 年にイグ・ノーベル賞の化学賞を受賞しました[3]．研究は至って真面目に実施され，5 歳児の男女 15 名ずつを対象に，唾液量を実際に測定したという内容です．当時は子供の唾液量が一体どれほどかについて正確には不明でした．安静時 5 分の唾液量，食べ物を噛んだときの唾液流量を測定するために，食べ物を飲み込まずに吐き出してもらいました．安静時の唾液の平均流量（± SD）は 0.26 ± 0.16 mL/min，6 種類の食物を噛んだときの唾液の平均流量は 3.6 ± 0.8mL/min でした．食事をしている時間，起きているが食事をしていない時間の平均はそれぞれ 80.8 ± 27.3 分，820 ± 59 分であり，この間に分泌される唾液の量はそれぞれ平均 288mL，208mL となります．睡眠中の流量がほぼゼロの場合，1 日に分泌される唾液の総量は約 500mL と計算されました.

88002-919 **JCOPY**

この研究には当時5歳の渡部氏の息子さんが被験者として参加しており, イグ・ノーベル賞の授賞式では大人になった息子さんがステージ上で当時の唾液採取の様子を再現し, 会場を沸かせたという逸話が残っています[4].

　ちなみに, この研究では, 昼食時の唾液量については幼稚園の先生が協力して測定し, 朝食・夕食・おやつの時には家庭で母親が測定したと書かれています. すばらしい研究協力体制を築くことの大切さがわかります.

1 検定とは

検定 (test) とは2つ以上の集団間で何らかの指標に差があるかを調べる手法です。論文に頻出するいくつかの検定について，以下に説明します。各検定手法の具体的な計算方法は，『統計手法のしくみを理解して医学論文を読めるようになる本』を参照してください。

そもそも科学論文で用いられる検定は，**仮説検定 (hypothesis test)** です。まず**帰無仮説 (null hypothesis)** を立てて，帰無仮説が成立しないことを検定で明らかにし，帰無仮説を棄却する，という手順を取ります。

例として，「A 町の高齢者の残存歯数と B 町の高齢者の残存歯数が異なるか」を調べたいとします。A 町の歯科クリニックで働いている歯科医師 S さんは，地域住民の歯科受診割合を向上させるために，定期歯科検診や専門的口腔ケアの広報活動を行ってきました。自分がこの活動を始めてから，なんとなく高齢者の受診も増えており，抜歯に至る症例が減少してきたような気がしています。そこで，隣町の B 町の高齢者と比較して，A 町の高齢者の残存歯数が多いのではないかと考え，それを調べたいと考えつきました。

A 町と B 町の高齢者の歯科検診 100 人分のデータを集めた結果，A 町は**図 5-10**，B 町は**図 5-11** のような残存歯数の分布になりました。ヒストグラムだけを見ても，2つの町における残存歯数の分布の違いは不明です。そのため，検定を行うこととしました。

この研究の帰無仮説は「A 町の高齢者の残存歯数と B 町の高齢者の残存歯数が同じである」となります。仮説の棄却を判断するには **P 値**を用います。$P = 0.05$ を**有意水準**に設定し，$P < 0.05$ の場合は統計

88002-919 JCOPY

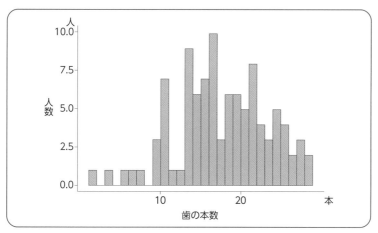

図 5-10　A 町の高齢者の残存歯数の分布

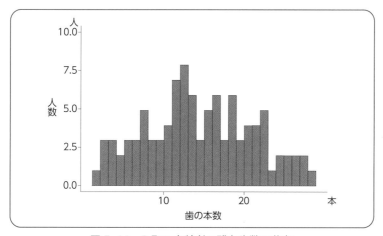

図 5-11　B 町の高齢者の残存歯数の分布

学的に有意差があると判定します.

　有意水準5%という数値で切っているのは慣習上のことであり，特に根拠はありません．しかし，偶然に起こる確率が5%（20回に1回）というのは，まったく起こりえないとは言えません．また，$P = 0.049$ と $P = 0.051$ に大差はありません．有意水準5%で恣意的に区切って，$P = 0.049$ だから有意差あり，$P = 0.051$ だから有意差なし，と杓子定規に考えることもあまり意味はありません.

2 種々の検定

1) t 検定

t 検定 (t test) は連続変数の平均値を 2 つの群間で比較する検定です．連続変数 (continuous variable) とは，歯の本数のように 1, 2, 3, 4…という連続的な値をとる変数のことです．t 検定では，連続変数の分布は正規分布を仮定します．

例では，A 町と B 町のサンプルサイズはともに 100 人であり，残存している歯の本数の平均値は A 町が 16.7 本，B 町が 13.9 本です．2 群の平均残存歯数の差は 16.7 − 13.9 = 2.8 本でした．

t 検定を行ったところ，t 値 = 3.7，P = 0.0002 となりました．$P <$ 0.05 であるため，「A 町の高齢者の残存歯数と B 町の高齢者の残存歯数が同じである」という帰無仮説は棄却されます．すなわち，「A 町のほうが B 町よりも高齢者の残存歯数が統計的に有意に多い」と言えます．

なお，P 値は有意確率とも言われ，帰無仮説が正しいとした場合，そこで得られる統計量の実際の値よりも極端な値が観測される確率を示します．つまり，平均残存歯数は A 町が 16.7 本，B 町が 13.9 本であり，観測された 2.8 本の差が「偶然に起こる確率が 0.0002 (0.02%)」ということを意味しています．偶然に起こる確率が 5% 以下 ($P <$ 0.05) の場合，その確率は十分に低い，と判断します．

2) マンホイットニー U 検定

マンホイットニー U 検定 (Mann Whitney U test) は，ウィルコクソン順位和検定 (Wilcoxon rank sum test) ともいいます．連続変数の中央値を 2 群間で比較する検定です．分布を仮定せずに，外れ値があるようなデータにも用いることができます．ちなみに分布を仮定しない検定を**ノンパラメトリック検定**と呼びます．t 検定は連続変数の正規分布を仮定しているため，**パラメトリック検定**と呼びます．

88002-919 JCOPY

表5-2　A町の5人のサンプル

	Aさん	Bさん	Cさん	Dさん	Eさん
残存歯数	28	27	20	5	0

表5-3　B町の5人のサンプル

	Fさん	Gさん	Hさん	Iさん	Jさん
残存歯数	25	24	13	3	1

　上記表5-2，5-3のデータにおいて，10人全員を歯数が多い順に並べて，ランク付けします（表5-4）.

表5-4　10人全員のランク付け

	Aさん	Bさん	Cさん	Dさん	Eさん
ランク	1	2	5	7	10

	Fさん	Gさん	Hさん	Iさん	Jさん
ランク	3	4	6	8	9

　A町・B町におけるランクの合計（順位和）は以下のようになります.

　A町：$1 + 2 + 5 + 7 + 10 = 25$
　B町：$3 + 4 + 6 + 8 + 9 = 30$

　この順位和を検定すると，P値 = 0.69 でした.

　$P < 0.05$ を有意水準として用いているため，このサンプルでは2群の残存歯数が同じという帰無仮説を棄却できず，「2群間の残存歯数が異なるとは言えない」という結論になりました.

　$P > 0.05$ である場合は帰無仮説を棄却できません. その結論は，「2群の残存歯数が同じ」ではなく，「2群の残存歯数が異なるとは言えない」となります. この点は注意が必要です.

　ある新薬とプラセボ薬の効果を比較し，$P > 0.05$ となったため，「この新薬は効果がないというエビデンスがある」と主張するのは誤

りです．厳密にいうと「この新薬は効果があるとは言えない」「効果があるかどうかはわからない」が正しい解釈です．

3) カイ二乗検定

カイ二乗検定 (Chi-square test/ χ^2 test) は，割合を2群間で比較する検定です．2値(0または1)しか取らない変数を，2値変数(binary variable) と呼びます．抜歯したか否か，歯科受診したか否か，無歯顎者であるか否か，といった yes/no でしか答えられない項目はすべて2値変数です．

例として，A町とB町で歯が20本以上ある人の割合が異なるかどうかを調べたいとします．帰無仮説は「A町とB町で歯が20本以上ある人の割合は同じ」です．

A町とB町で100人ずつの歯科検診をした結果，歯が20本以上残存している人数について，以下の**表5-5**のようになりました．

表5-5　A町とB町で100人ずつの歯科検診をした結果

	歯が20本以上 残存している人	歯が20本未満 残存している人	合計
A町	33	67	100
B町	14	86	100
合計	47	153	200

このような表をクロス集計表と呼びます．

カイ二乗検定により，「歯が20本以上残存している人の割合」をA町(33%)とB町(14%)の間で比較します．

実際に計算してみると $P = 0.0027$ でした．有意水準を5%とすると「A町とB町で歯が20本以上残存している人の割合は異なる」という結論が得られます．

4) フィッシャー直接確率検定

フィッシャー直接確率検定 (Fisher's exact test) は，カイ二乗検

88002-919 JCOPY

定と同じく割合を2群間で比較する検定です．サンプル数が少ない場合や，表の中のどれかの数が著しく小さい場合には，カイ二乗検定を用いるとあまり正確な結果を得られません．そのような場合は，フィッシャー直接確率検定を用います．

5）3群以上の平均値・中央値の比較

　3群以上の群間で連続変数の平均値を比較したい場合には，**分散分析 (analysis of variance, ANOVA)** を用います．t 検定と同様に正規分布の仮定が必要です．

　3群以上の群間で連続変数の中央値を比較したい場合には，**クラスカル - ウォリス検定 (Kruscal Wallis test)** を用います．マンホイットニー U 検定と同様に，正規分布の仮定は不要です．

3 回帰分析

　検定は1つの指標が群間で異なるかについて調べる方法でした．このような解析は**単変量解析** (univariable analysis) と呼ばれます．

　単変量解析の結果のみを報告している臨床論文はあまりありません．多くの論文では，**多変量回帰分析** (multivariable regression analysis) を実施しています．

　例えば，A 町と B 町の高齢者の残存歯数を比較する場合，残存歯数に影響する要因として，年齢や社会経済状況（socioeconomic status, SES）などが考えられます．

　高齢者に限定しているといっても，A 町と B 町でその年齢構成が異なっているかもしれません．B 町のほうが 75 歳以上の後期高齢者の割合が多い，などといった可能性があります．高齢であればあるほど，残存歯数は少なくなると考えられます．

　また，A 町と B 町では住民の平均所得や教育歴などの社会経済状況に差があるかもしれません．高い所得や教育歴は，より良い歯の状態と関連していることは，過去の研究で明らかにされています．

　A 町と B 町の高齢者の残存歯数を比較する場合，残存歯数に潜在的に影響を与える上記のような要因の違いを考慮に入れた分析が必要になります．そこで，回帰分析の登場となります．医学論文でよく使われている回帰分析には，重回帰，ロジスティック回帰，コックス回帰の3つがあります．

① 重回帰

　重回帰 (multiple regression) は，連続変数である従属変数 y を，複数の独立変数 x_i の線形結合で説明するモデルを用いた回帰分析です．

88002-919 JCOPY

最も基本的なモデルであり，式で表すと下記のとおりです.

$$y = \beta_0 + \beta_1 x_1 + \beta_2 x_2 + \beta_3 x_3 + \cdots$$

β_i を各独立変数の係数（coefficient）と言います. β_i は x_i が1単位だけ増加したときの y の変化を示します.

例えば，従属変数 y を「残存歯数」として，x_i に以下の4変数を投入します.

x_1：A町かB町か（A町 = 1，B町 = 0）

x_2：年齢（連続変数）

x_3：所得の区分1（普通 = 1，裕福 = 0）

x_4：所得の区分2（貧しい = 1，裕福 = 0）

重回帰分析の結果は以下のようになりました（表5-6）.

表5-6　重回帰分析の結果

患者特性	β	95%信頼区間	P値
（切片）	11	（−4.8 〜 26）	0.2
A町かB町か			
B町	参照		
A町	2.8	（1.3 〜 4.3）	< 0.001
年齢	0.05	（−0.14 〜 0.23）	0.6
所得区分			
裕福	参照		
普通	−1.4	（−3.2 〜 0.28）	0.10
貧しい	−0.87	（−2.8 〜 1.1）	0.4

残存歯数 = 11 + 2.8 × A町 + 0.05 ×年齢 −1.4 ×所得区分（普通）
　　　　　 −0.87 ×所得区分（貧しい）

A町の人はB町の人よりも 2.8 本歯が多く，95%信頼区間は 1.3〜4.3 と 0 をまたいでいないため，この値は統計学的に有意です.

年齢の係数 β は 0.05 ですので，年齢が 1 歳上がると，歯の本数は 0.05 本多い，という意味です. 95%信頼区間は -0.14〜0.23 と 0 をまた

いでいるので統計学的に有意ではありません.

　所得の区分は「裕福」「普通」「貧しい」の3つからなるカテゴリ変数です.回帰分析では,1つのカテゴリを参照(reference)とし,残りのカテゴリの回帰係数を求めます.上記の場合,x_3 と x_4 の2つの変数を設定しています.

　今回の結果からは,年齢と所得を調整しても,「A町の人はB町の人よりも2.8本歯が多い」と言えます.

2　ロジスティック回帰

　ロジスティック回帰 (logistic regression) は,2値変数である従属変数を複数の独立変数で説明する際に用います.

　アウトカム発生の確率を p とした場合に,$p/(1-p)$ をオッズ(odds)といいます.その対数をロジット(logit)といいます.

　ロジスティック回帰の式は以下のようになります.

$$\log \frac{p}{1-p} = \beta_0 + \beta_1 x_1 + \beta_2 x_2 + \beta_3 x_3 + \cdots$$

　「20本以上歯があるか」をアウトカムとして,前掲の重回帰分析で用いたものと同じ独立変数を用いて,ロジスティック回帰分析を行うこととします.結果は**オッズ比 (odds ratio)** で示されます.

表 5-7　ロジスティック回帰分析の結果

患者特性	オッズ比	95%信頼区間	P 値
(切片)	0.01	(0.00 ～ 12.3)	0.2
A町かB町か			
B町	参照		
A町	3.21	(1.59 ～ 6.78)	0.002
年齢	1.04	(0.95 ～ 1.13)	0.4
所得の区分			
裕福参照	参照		
普通	0.48	(0.19 ～ 1.10)	0.093
貧しい	0.54	(0.20 ～ 1.33)	0.2

88002-919 JCOPY

B町を参照（reference）としたA町のオッズ比（odds ratio）が3.21
です．A町の集団はB町の集団と比較して，3.21倍「20本以上歯が
ある」ということになります．このオッズ比の95％信頼区間は1.59～
6.78，P値は0.002です．オッズ比95％信頼区間が1をまたぐ場合，
有意差なしと判断されます．今回は1.59～6.78ですので，1をまたい
でおらず統計学的に有意差あり，と言えます．

　年齢はオッズ比1.04で95％信頼区間は0.95～1.13と1をまたいでい
ますので有意差なしです．年齢は連続変数であり，その解釈が「年齢
が1歳上がると，歯が20本以上ある確率が1.04倍上がる」となります．

　裕福であるカテゴリと比較すると所得が普通のカテゴリのオッズ比
は0.48であるものの，95％信頼区間は0.19～1.10と1をまたいでい
るため，統計学的に有意ではありません．

　今回の結果からは，年齢と所得を調整しても，A町はB町と比較
して3.21倍「20本以上歯がある」と言えます（**表5-7**）．

　ここでオッズ比について少し詳しく説明します．オッズ比は2群の
オッズの比です．オッズは「アウトカムが発生した人数/アウトカム
が発生しなかった人数」です．歯が20本未満になるA町のオッズは
67/33 = 2.03，B町のオッズは86/14 = 6.14です．他の変数で調整し
ていない粗オッズ比は6.14/2.03 = 3.02となります．オッズ比は，ア
ウトカムの発生が多くない場合には，リスク比に近づきます．

　リスクは，「アウトカムが発生した人数/全体の人数」です．リス
ク比（risk ratio）は2群のリスクの比です．歯が20本未満になるリス
クはA町では「67/100 = 0.67」，B町では「86/100 = 0.86」です．リス
ク比は0.86/0.67 = 1.28となります．リスク比は相対リスク（relative
risk）とも呼ばれます．リスク差（risk difference）は0.86 − 0.67 =
0.19と計算できます．リスク差は絶対リスク（absolute risk）とも呼ば
れます．

　リスク比とリスク差はわかりやすい指標であり，RCTの結果の指
標としてよく利用されます．しかし，多変量回帰分析で推計すること
がやや難しいため，交絡因子の調整が必要な観察研究ではオッズ比が

用いられることのほうが多くなっています．また，この例ではアウトカムを発生した人の数は少なくないため，オッズ比とリスク比には乖離が見られます．

③ 生存時間分析

1）生存時間曲線

生存時間分析 (survival analysis) は時間の概念を利用します．例えば，がんの 5 年生存率はがんの治療の指標としてよく用いられています．1 年で死亡することと 4 年で死亡することでは意味合いが異なるので，がんの治療から死亡までの時間を考慮した解析をする必要があります．

生存時間分析は，生存時間曲線が 2 群で異なるかを調べる**ログランク検定 (log rank test)** と，多変量解析である**コックス回帰 (Cox regression)** があります．

例えば，A 町と B 町の高齢者それぞれ 100 人を対象に，1 年に 1 回の地域歯科健診を実施し，全員を 10 年間観察したとします．観察開始時点では，全員が 20 本以上の歯を有していました．

アウトカムを「歯が 20 本未満になるまでの時間（年）」とします．
図 5-12 に生存時間曲線を示します．

図 5-12 の横軸は時間を示しており，単位は年です．縦軸は生存確率です．薄い赤色の線は A 町，濃い赤色の線は B 町の集団を表しています．段々となっている線は**生存曲線 (survival curve)** または**カプラン - マイヤー曲線 (Kaplan-Meier curve)** と呼びます．生存確率といっても，「生きている確率」だけを表すわけではありません．今回のアウトカムは「歯が 20 本未満になること」なので，生存確率は「歯が 20 本のままでいる確率」を指します．濃い赤色の線（B 町）において，1 年目・2 年目の時点では 3 人・6 人にアウトカムが発生しており，それぞれの生存確率は 0.97，0.91 となります．10 年目には薄い赤色の線（A 町）と濃い赤色の線（B 町）がそれぞれ 0.33，0.22 になります．

88002-919 JCOPY

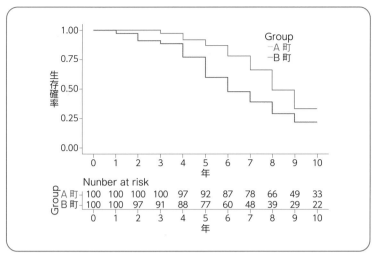

図 5-12　生存時間曲線

　曲線の下には number at risk の表があります．Number at risk は
その時点でイベントを起こす可能性がある人数のことです．1 年目の
時点では A 町の人も B 町の人も全員の歯は 20 本以上あり，4 年目の
時点ではアウトカムが発生した人を除いた人が A 町では 97 人，B 町
では 88 人いる，という意味です．

　ログランク検定は，この 2 つの生存曲線に差があるかどうかを調べ
る検定方法です．実際にログランク検定をしてみたところ，結果は P
$= 0.001$ でした．2 つの生存曲線は，統計的に有意差ありと言えます．

2）コックス回帰

　生存時間分析における多変量回帰が，コックス回帰です．コックス
回帰では，ハザード比（hazard ratio）を求めます．

　ハザード（hazard）は，アウトカムが発生する「速度」を意味します．
今この瞬間，どれくらいの勢いでアウトカムが増えているかに着目し
た指標です．時間 0 におけるハザード $h_0(t)$ をベースライン・ハザー
ド（baseline hazard）と言います．時間 t におけるハザード $h(t)$ との
比の対数を，x_i の線形結合で表します．

$$\mathrm{In}\,\frac{h\,(t)}{h_0\,(t)} = \beta_1\,x_1 + \beta_2\,x_2 + \beta_3\,x_3 + \cdots$$

このためコックス回帰は，**コックス比例ハザードモデル (Cox proportional hazard model)** ともいいます．

コックス回帰分析の結果は**ハザード比(hazard ratio)** で示されます．

表5-8　コックス回帰分析の結果

患者特性	ハザード比	95％信頼区間	P値
A町かB町か			
B町	参照		
A町	0.49	(0.35 〜 0.69)	< 0.001
年齢	0.97	(0.93 〜 1.01)	0.14
所得の区分			
裕福	参照		
普通	0.94	(0.66 〜 1.33)	0.70
貧しい	0.88	(0.57 〜 1.38)	0.60

B町を参照（reference）としたA町のハザード比（95％信頼区間）は0.49（0.35〜0.69）です（**表5-8**）．信頼区間が1をまたいでいないので有意です．

ハザード比の解釈としては，「A町の人はB町の人と比較して，0.49倍歯が20本未満になりやすい」となります．

Column　名前がたくさんあるけど同じ？？

疫学の用語には，同じものを指しているにもかかわらず，さまざまな言い方があるものがあります．

例えば，回帰モデルにおける従属変数 (dependent variable) / 独立変数 (independent variable) は，被説明変数 (explained variable) / 説明変数 (explanatory variable) ともいいます．

年齢や性別といった患者特性について，因子 (factor)，変数 (variable)，共変量 (covariate)，と称されます．変数というのはいかにも数学的な呼び方です．個人によって違う値を取る可能性があ

88002-919 JCOPY

るものはすべて変数と呼びます．共変量は共に変わる量なので，何ら
かの変数との関連を調べているときに用います．回帰モデルの場合は，
独立変数と同じ意味で用いられます．

　他にもアウトカム（outcome），イベント（event），エンドポイン
ト（endpoint）もほぼ同義です．エンドポイントは「終点」という意味
ですので，研究においては最終的な到達点という意味で使われます．
アウトカムは介入によるすべての「結果」であり，エンドポイントは
アウトカムに包括されると考えられます．イベントというのは，何か
の事象の発生を指すことが多く，例えば「心血管イベントの発生」が
アウトカムである，といった使い方をします．

4 サンプルサイズ推計

　症例数の少ない研究をよく見かけます．1施設での研究で対象者が10人や20人程度のこともあります．症例報告などの記述研究ならば，少ない症例数でも問題はありません．しかし治療効果を群間で比較したり，曝露とアウトカムの関連を調べたりするような研究は，症例数が少ないと信頼に足る結果を導き出すことはできません．

　研究を計画するにあたって，必要な症例数を可能な限り見積もっておくことが重要となります．特にRCTでは研究計画段階のサンプルサイズ設計は必須とされます．観察研究においても，効果比較研究ではなるべく事前にサンプルサイズの見積もりを行っておくとよいでしょう．

　サンプルサイズ計算の方法として，**効果量 (effect size)** と**検出力 (power)** から推定する方法が一般的です．

1 効果量

　例えば，顎関節症で疼痛を訴えている患者に対して，スタビライゼーションスプリント（マウスピース）とパラタルスプリント（咬頭を被覆しないコントロールスプリント）の効果を比較する研究を計画します．必要な症例数を見積もってみましょう．

　まず先行文献をレビューし，効果量を推定します．『顎関節症患者のための初期治療診療ガイドライン』によると，ある研究では60名の顎関節症で筋痛に悩む患者をリクルートし，30名ずつをスタビライゼーションスプリントとパラタルスプリントの2群にランダムに割り付けました．10週後の疼痛の有無を比較したところ，スタビライゼーションスプリント群では10%の人に疼痛があり，パラタルスプ

88002-919 **JCOPY**

リント群では33%の人に疼痛がありました。この10%と33%が効果量にあたります。

2 有意水準と検出力の決定

第一種過誤（α エラー）とは、本当は有意ではないのに、誤って有意であるとみなす過誤のことです。**第二種過誤（β エラー）**とは、本当は有意であるのに、誤って有意ではないとみなす過誤のことです。

これらをどの程度許容するかをあらかじめ設定する必要があります。有意水準は第一種過誤（α エラー）に相当し、$\alpha = 0.05$ と設定するのが一般的です。第二種過誤（β エラー）は $\beta = 0.1 \sim 0.2$ に設定することが一般的です。$1 - \beta$ は検出力と呼ばれ、80% ～ 90% に設定するのが一般的です。

以上を設定すると、あとは統計ソフトウェアを用いて必要なサンプルサイズが計算されます。今回の例では、検出力を80%とすると、片群で49人、両群で98人が必要になりました。また検出力を90%とすると、片群で65人、両群で130人が必要になりました。

必要症例数よりも少ない人数で研究を実施した場合、本当は効果があるのに、誤って有意にならないという現象が起きます。少数サンプルで行われた研究で「統計学的に有意ではない」という結果が出たときには、サンプルサイズに注目して結果を解釈する必要があります。

Column おもしろ論文の紹介②：管状唾液腺

オランダの研究チームがヒトの上咽頭にこれまで気づかれていなかった大きな唾液腺の存在を偶然に発見しました[5]。PET/CT で可視化したところ、対象患者100名のすべてに、両側の耳管隆起付近にある平均長さ4cmの粘液腺の存在が確認されました。頭頸部癌患者では、腺部への平均放射線照射線量と、治療後の口腔乾燥症および12ヵ月後の嚥下障害グレード2が有意に関連していました（0.019/gy、95%信頼区間 0.005 ～ 0.033、$P = 0.007$；0.016/gy、95%信頼区間 0.001 ～ 0.031、$P = 0.036$）。この唾液腺には tubarial glands

（管状唾液腺）という名称が提案されました．放射線照射治療を受け
る患者にとって，この腺の温存により，生活の質を改善できるかもし
れません．

📖 参考文献
1）https://www.e-stat.go.jp/dbview?sid=0003147022
2）https://www.mhlw.go.jp/toukei/saikin/hw/k-tyosa/k-tyosa19/index.html
3）Watanabe S, Ohnishi M, Imai K, et al.：Estimation of the total saliva volume
   produced per day in five-year-old children. Arch Oral Biol 40（8）：781-782,
   1995
4）https://www.carenet.com/news/general/carenet/48989
5）Valstar MH, de Bakker BS, Steenbakkers RJHM, et al.：The tubarial salivary
   glands：a potential new organ at risk for radiotherapy. Radiother Oncol 154：
   292-298, 2021

88002-919 JCOPY

索 引

◆数字

2 値変数	142
4 大ジャーナル	60
6S ピラミッド	28
95％信頼区間	135

◆ア

医学雑誌編集者国際委員会	82
異質性	100
一次情報	28
医中誌 Web	46
一般化可能性	79
因果	103
インパクトファクター	64
ウィルコクソン順位和検定	140
後向きコホート研究	83
エビデンス	12
エビデンス・ピラミッド	13
エビデンス・プラクティス・ギャップ	22
横断研究	92
オッズ	146
オッズ比	146
オープンアクセス	53
思い出しバイアス	71

◆カ

カイ二乗検定	142
介入研究	74
仮説検定	138
カプラン - マイヤー曲線	148
観察研究	74
感度	70
関連	103
記述的観察研究	74
帰無仮説	138
偽薬	77
休息期間	78
偶然誤差	68
区間推定	135
クラスカル - ウォリス検定	143
クラスターランダム化	80
クリニカル・クエスチョン	30
クロスオーバーデザイン	78

◆サ（続き部分は右段へ）

系統的誤差	68
ケースコントロール研究	89
結果	108
結果の非一貫性	16
結果の不精確	17
研究評価に対する サンフランシスコ宣言	65
健康労働者バイアス	69
検索タグ	47
検出力	152
原著論文	108
検定	138
効果の大きさ	17
効果量	152
考察	108
構造化抄録	108
交絡	72
交絡因子	72
交絡バイアス	72, 88
コクラン	40
コクランライブラリ	41
コクランレビュー	40
誤差	68
コックス回帰	148
コックス比例ハザードモデル	150
誤分類バイアス	70
コホート	83
コホート研究	83
コホート内症例対照研究	90
コンタミネーション	80

◆サ

差異的誤分類	71
査読	126
残差交絡	17
サンプル	133
サンプルサイズ	134
サンプル数	134
自己選択バイアス	69
システマティックレビュー	95
社会経済状況	72, 144
重回帰	144
修正されたエビデンス・ピラミッド	15

出版バイアス　　　　　　17, 82, 101
条件付きロジスティック回帰分析　90
情報バイアス　　　　　　　70, 88
症例対照研究　　　　　　　　　89
緒言　　　　　　　　　　　　108
診療ガイドライン　　　　　　　31
推奨度　　　　　　　　　　　　18
正規分布　　　　　　　　　　129
生存曲線　　　　　　　　　　148
生存時間分析　　　　　　　　148
選択バイアス　　　　　　　　　69
層別ランダム化　　　　　　　　80

◆タ
第一種過誤　　　　　　　　　153
第二種過誤　　　　　　　　　153
多施設　　　　　　　　　　　　79
脱落　　　　　　　　　　　　　80
多変量回帰分析　　　　　　　144
単施設　　　　　　　　　　　　79
単純ランダム化　　　　　　　　79
単変量解析　　　　　　　　　144
単盲検　　　　　　　　　　　　77
中央値　　　　　　　　　　　128
点推定　　　　　　　　　　　135
統制語　　　　　　　　　　　　47
特異度　　　　　　　　　　　　70
匿名レセプト情報・匿名特定健診等
　情報データベース　　　　　　88

◆ナ
内的妥当性　　　　　　　　　　75
ナラティブレビュー　　　　　　95
二次情報　　　　　　　　　　　28
二重盲検　　　　　　　　　　　77
ネイマンバイアス　　　　　　　69
ノンパラメトリック検定　　　140

◆ハ
バイアス　　　　　　　　　16, 68
ハゲタカジャーナル　　　　　　53
ハザード　　　　　　　　　　149
ハザード比　　　　　　　149, 150
発生率　　　　　　　　　　　　92

パブメド　　　　　　　　　　　50
パラメトリック検定　　　　　140
非差異的誤分類　　　　　　　　71
ヒストグラム　　　　　　　　129
非直接性　　　　　　　　　　　16
病院コントロール　　　　　　　89
評価者バイアス　　　　　　　　71
評価者盲検　　　　　　　　　　78
標準誤差　　　　　　　　　　134
標準偏差　　　　　　　　　　131
標本　　　　　　　　　　69, 133
標本数　　　　　　　　　　　134
標本の大きさ　　　　　　　　134
標本平均　　　　　　　　　　134
非ランダム化比較試験　　　　　74
ファンネルプロット　　　　　101
フィッシャー直接確率検定　　142
フォレストプロット　　　　　　97
プラセボ　　　　　　　　　　　77
付録　　　　　　　　　　　　115
分散　　　　　　　　　　　　131
分散分析　　　　　　　　　　143
分析的観察研究　　　　　　　　74
分布　　　　　　　　　　　　129
平均値　　　　　　　　　　　128
並行群間デザイン　　　　　　　78
ベースライン・ハザード　　　149
補遺　　　　　　　　　　　　115
方法　　　　　　　　　　　　108
母集団　　　　　　　　　　69, 133
母平均　　　　　　　　　　　134

◆マ
マインズガイドラインライブラリ　31
前向きコホート研究　　　　　　83
マッチング　　　　　　　　　　90
マンホイットニー U 検定　　140
源集団　　　　　　　　　　　　89
無作為抽出　　　　　　　　　134
メタアナリシス　　　　　　　　95
メディカルオンライン　　　　　49
盲検化　　　　　　　　　　　　77

◆ヤ

有意水準	138
有病者 - 罹患者バイアス	69
有病率	92
用量反応勾配	17

◆ラ

ランダム化比較試験	74, 75
ランダムサンプリング	134
リアルワールドデータ	86
利益相反	125
臨床試験登録	82
レポートバイアス	72
連続変数	140
ログランク検定	148
ロジスティック回帰	146
ロジット	146
論文掲載料	53
論文の批判的吟味	123

◆ワ

和文論文	46

◆A

AGREE（The Appraisal of Guidelines for REsearch & Evaluation）II	39
analysis of variance	143
analytic observational study	74
ANOVA	143
APC	53
Appendix	115
article processing charge	53
As Treated 解析	81
assesor bias	71
association	103
attrition	80
average	128
α エラー	153

◆B

baseline hazard	149
bias	68
binary variable	142
β エラー	153

◆C

case control study	89
causation	103
Chi-square test/χ^2 test	142
CI	135
CiNii	49
clinical question	30
clinical trial registration	82
cluster randomization	80
Cochrane	40
Cochrane Library	41
Cochrane Oral Health	41
Cochrane Reviews	40
Cochran Q test	101
cohort	83
cohort study	83
COI	125
confidence interval	135
conflict of interest	125
confounding	72
confounding bias	72
confounding factor	72
CONSORT	123
CONSORT 声明	123
contamination	80
continuous variable	140
Cox proportional hazard model	150
Cox regression	148
CQ	30
cross-sectional study	92
crossover design	78

◆D

descriptive study	74
differential misclassification	71
Discussion	108
distribution	129
DOI	52
double-blind	77

◆E

EBD	12, 21
EBM	12

effect size 152
EQUATOR Network 123
error 68
evidence 12
evidence practice gap 22
Evidence-based dentistry 12
Evidence-based medicine 12

◆ F

Fisher's exact test 142
forest plot 97
funnel plot 101

◆ G

generalizability 79
Google Scholar 60
GRADE (Grading of Recommendations Assessment, Development and Evaluation) 15

◆ H

hazard 149
hazard ratio 149, 150
healthy worker bias 69
heterogeneity 100
histogram 129
hypothesis test 138

◆ I

I^2 101
ICMJE 82
IMRAD 108
incidence 92
information bias 70
Intension-to-treat (ITT) 解析 80
internal validity 75
International Committee of Medical Journal Editors 82
interventional study 74
Introduction 108
investigator-masked 78

◆ J

JCR 64

Journal Citation Reports 64
J-STAGE 49

◆ K

Kaplan-Meier curve 148
Kruscal Wallis test 143

◆ L

log rank test 148
logistic regression 146
logit 146

◆ M

Mann Whitney U test 140
matching 90
mean 128
median 128
MeSH term 55
meta-analysis 95
Methods 108
Minds 31
misclassification bias 70
multicenter 79
multiple regression 144
multivariable regression analysis 144

◆ N

narrative review 95
National Database of Health insurance claims and specific checkup in Japan 88
NDB 88
nested case control study 90
Neyman's bias 69
non-differential misclassification 71
non-randomized controlled trial 74
non-RCT 74
normal distribution 129
null hypothesis 138

◆ O

observational study 74
observer bias 71
odds 146

88002-919 JCOPY

odds ratio 146
original article 108

◆ P

*P*値 138
parallel-group design 78
PE(I)CO 30
peer-review 126
Per Protocol 解析 80
placebo 77
PMID 53
population 69, 133
power 152
predatory journal 53
prevalence 92
prevalence-incidence bias 69
PRISMA 123
prospective cohort study 83
publication bias 82, 101
PubMed 50
PubMed Single Citation Matcher 54

◆ R

random error 68
randomized controlled trial 74
RCT 74, 75
real world data 86
recall bias 71
RECORD 123
reporting bias 72
Results 108
retrospective cohort study 83
RWD 86

◆ S

sample 69, 133
sample size 134
San Francisco Declaration on Research Assessment 65
SD 131
SE 134
selection bias 69
self-selection bias 69
sensitivity 70

SES 72, 144
simple randomization 79
single-blind 77
single center 79
Single Studies 28
socioeconomic status 72, 144
source population 89
specificity 70
spin 82
standard deviation 131
standard error 134
STARD 123
stratified randomization 80
STROBE 123
STROBE 声明 125
Structured Abstract 108
Summaries 28
Supplement 115
survival analysis 148
survival curve 148
Synopses of Single Studies 28
Synopses of Syntheses 28
Syntheses 28
systematic error 68
systematic review 95
Systems 28

◆ T

t 検定 140
test 138
t test 140

◆ U

univariable analysis 144
UpToDate 39

◆ V

variance 131

◆ W

wash out period 78
Web of Science 64
Wilcoxon rank sum test 140

Ⓒ 2022　　　　　　　　　　第 1 版発行　2022 年 5 月 25 日

ゼロからわかる歯科臨床論文を読み解く方法
Evidence-based dentistry の実践のために

イラスト　康永　遥	著者　石丸美穂・大野幸子
カバーデザイン	監修　康永秀生
KAKINUMA Tsutomu	

検　印
省　略　（定価はカバーに表示してあります）

発行者　　　　　　　林　　峰　子
発行所　　株式会社 新興医学出版社
〒113-0033　東京都文京区本郷 6-26-8
TEL 03-3816-2853　FAX 03-3816-2895

印刷　三美印刷株式会社　　　ISBN978-4-88002-919-1　　　郵便振替　00120-8-191625